一発解決

パニック値（像）と遭遇したときの対処法

[監修] 小宮山 恭弘・脇　英彦

[編集] 生理検査パニック値（像）の
運用指針ワーキンググループ

じほう

序　文

　「生理検査のパニック値（像）についての運用指針を書かないか？」と2年前に話がきた。その時には，「必要性は理解できるが，生理検査のパニック値（像）報告はマニュアルに沿って行うのではなく，各々の症例を考えながら行うものだ。」というのが私の基本的考えであった。同じ疾患であっても，発症時期と重症度が異なれば，生理検査の所見は違うものである。たとえば，同じ心筋梗塞であっても発症直後，急性期，慢性期では生理検査の所見が違って当然である。さらに，心膜液がある場合とない場合では，検査の進め方や主治医への報告が大きく変わる。すなわち，心エコー検査をしながら，得られた所見と目的を考え，次に記録と報告過程を決めることが私の理想の生理検査である。これは，私の恩師である増山理先生から教えられた「一症例一病型」の考えである。同じ心筋梗塞であっても，一例一例が違う所見であり，必要なプロセスを踏まず，一律的に心筋梗塞であるからパニック値（像）として報告することは，臨床検査技師と医師の信頼関係にマイナス要因となる場合がある。

　しかし，「一症例一病型」のテーラーメイド型検査は，生理検査の基礎が身についていることが条件である。中途半端な知識でテーラーメイド型検査は無理である。そのような場合には，一定の基準が記されたマニュアルに沿って，検査とパニック値（像）報告がされたほうが，より抜けのない，より安全で，より効率の良い検査の手順が行われると考える。いわゆる，クリニカル・パスと同様の考え方である。

　そこで，抜けの少ない，より安全な，より実践的な書籍を目指そうと第一線で生理検査を行っているベテランの臨床検査技師の方々に執筆を依頼した。得意分野の解説は，一見簡単そうに思えるが，かなり難しいものである。その理由として，説明するベテラン技師にとっては常識と思えることが，初心者の読者にとっては「非常識」である場合が多い。執筆者にとっては「これは，常識的な知識だから知っているだろう。」と知っている前提で説明する傾向にある。ところが，初心者は「説明の内容がよくわからない。」と内容が理解できないことになってしまう。高名な学者による教科書が初心者には「難しくてわからない。」と言われるゆえんである。

　本書が扱う生理検査のパニック値（像）については確立されていない部分があまりにも多いので，執筆者の方々には，初心者にとってもわかりやすい表現で，すぐに臨床現場で役立つ原稿をお願いしてきた。また，生理検査のパニック値（像）のエッセンスのみをできるだけ簡潔，簡略化に努めた。詳しい説明が必要な読者の方々にはテキストや巷で氾濫している総説を利用していただきたい。限られたスペースに記載するため，写真を多用し，説明は簡素化した。パニック値（像）とは，本来，すぐに処置が必要な状態を診療側に知らせるシステムであり，必ずしも生理検査の重症度評価とは一致しない，むしろ，症候・兆候が優先される場合が多い。各領域では検査を中止するタイミングについても記載した。「一症例一病型」の考え方では，「生理検査パニック値（像）の運用指針」の完全なマニュアル化は無理である。合格最低点を目指した生理検査のパニック値（像）ということで，特に初心者の方の参考になれば幸いである。

　本書を編集するにあたり，第一線で活躍されている臨床検査技師の方々にはいろいろとお世話になった。また，親身になり指導を頂いた医師の方々に厚くお礼を述べたい。

2018年1月　　　　　　　　　　　　　　　　　　　　　　　　　　脇　英彦

CONTENTS

第1章　総論 ————————————————————————— 1
1. 生理検査パニック値（像）の運用指針作成の重要性 ————————— 2
2. 生理検査パニック値（像）の運用指針作成 ——————————————— 3
3. パニック値（像）の報告体制 ————————————————————— 3
4. パニック値（像）報告後の検証 ———————————————————— 5
5. システムを用いたパニック値報告 —————————————————— 5
- （1）生理検査システム ——————————————————————— 5
- （2）報告形態の違いと情報伝達方法 ————————————————— 5
- （3）上位システム（電子カルテとの連携） ——————————————— 6

第2章　生理検査パニック値（像）の運用指針　波形解析系 ———— 7

1　循環器系パニック値（心電図検査） ——————————————— 8
はじめに ————————————————————————————— 8
1. リスク層別化とその対応 ——————————————————————— 8
- （1）"超緊急所見"：症状を伴い，秒～分単位の対応が必要な所見 ————— 8
- （2）"緊急所見"：症状を伴い，分～時間単位の対応が必要な所見 ———— 9
- （3）"準緊急所見"：症状の有無にかかわらず，急変が予想される所見 ——— 9
2. 各リスク別のパニック値（像） ——————————————————— 9
- （1）"超緊急所見" —————————————————————————— 9
  - ①QRSの判別不可 ———————————————————————— 9
  - ②QRSの広い頻脈 ——————————————————————— 11
  - ③ST上昇 ——————————————————————————— 13
- （2）"緊急所見" —————————————————————————— 14
  - ①著名な徐脈（心拍数30～40bpm） ———————————————— 14
  - ②QRS幅の狭い頻脈（心拍数＞150bpm） —————————————— 17
  - ③新規のST低下・陰性T波・陰性U波・脚ブロック（無症状も含む） — 19
  - ④ペースメーカ不全 —————————————————————— 21
  - ⑤心電図変化は乏しいが，患者が明らかな症状を訴える場合 ———— 22
- （3）"準緊急所見" ———————————————————————— 22
  - ①QT延長 ——————————————————————————— 22
  - ②テント状T波 ————————————————————————— 22
  - ③頻発する心室性期外収縮 ———————————————————— 23

2 神経生理系パニック値（脳波　神経伝導検査　誘発電位） —————— 26

はじめに ————————————————————————— 26

1. パニック値の定義 —————————————————————— 26

2. 神経生理検査の概要とパニック値 ————————————— 28

(1) 脳波検査 ——————————————————————— 28

(2) 神経伝導検査 ————————————————————— 28

(3) 針筋電図 ——————————————————————— 28

(4) 大脳誘発電位検査 ——————————————————— 29

(5) その他の神経生理学的検査 ——————————————— 29

3. パニック値とデータの信頼性 ————————————————— 30

(1) パニック値の報告 ——————————————————— 30

(2) パニック値とデータ確認 ———————————————— 30

(3) テクニカルエラー ——————————————————— 30

(4) 検査の標準化 ————————————————————— 30

(5) データの精度管理 ——————————————————— 31

4. パニック値対応に関する取り組み ——————————————— 31

(1) 機器管理マニュアル —————————————————— 31

(2) パニック値のリストと報告システム ——————————— 31

(3) 情報の共有 —————————————————————— 31

(4) 研修会 ———————————————————————— 31

5. 臨床検査技師に求められること ——————————————— 32

おわりに ————————————————————————— 32

神経生理検査のパニックバリュー例 ——————————————— 33

1. 脳波 ———————————————————————————— 33

(1) 準緊急：初診における欠神発作 ————————————— 33

(2) 緊急：トリクロリールシロップ使用時の無呼吸，無呼吸抑制 ——— 34

(3) 準緊急から緊急：高齢者または疾患による不穏状態や暴れる患者 —— 36

(4) 緊急：心電図変化 ——————————————————— 37

(5) 準緊急から緊急：けいれん発作時の医師への連絡が必要な場合 —— 39

2. 大脳誘発電位 ——————————————————————— 39

3. 神経伝導検査 ——————————————————————— 40

(1) 緊急，クリニカルアラート ——————————————— 40

①脱力，感覚障害を伴う脱髄所見 ──────────── 40
　　　②低血糖症状 ──────────────────── 41
　4. 術中神経モニタリング (Intraoperative monitoring；IOM) ─── 44
　　(1) SEP モニタリング ──────────────── 44
　　(2) MEP モニタリング ──────────────── 45
　　(3) ABR モニタリング ──────────────── 47

3　呼吸器系パニック値 (呼吸機能検査　スパイロメトリー) ───── 50
　　はじめに ────────────────────── 50
　1. リスク層別化とその対応 ─────────────── 51
　　(1)"緊急所見"：症状を伴い，呼吸機能検査の続行が困難な場合 ─── 51
　　(2)"準緊急所見"－1：症状を伴い，検査の続行に注意が必要な場合── 51
　　(3)"準緊急所見"－2：症状を伴うが，検査の続行が可能な場合 ─── 52
　　(4)"準緊急所見"－3：検査結果の数値や波形から，医師への連絡が必要な場合 ─ 52
　2. 各リスク別のパニック値 (患者急変) ──────────── 52
　　(1)"緊急所見" ──────────────────── 52
　　　①心筋梗塞 ───────────────────── 52
　　　②狭心症 ───────────────────── 52
　　　③その他 ───────────────────── 53
　　(2)"準緊急所見"－1 ──────────────── 53
　　　①酸素欠乏性失神発作 ─────────────── 53
　　　②喘息発作の誘発 ─────────────────── 54
　　(3)"準緊急所見"－2 ──────────────── 54
　　　①酸素飽和度の低下 ───────────────── 54
　　(4)"準緊急所見"－3 ──────────────── 54

第3章　生理検査パニック値 (像) の運用指針　画像解析系 ──── 57
　1　循環器系 (心臓超音波検査) ─────────────── 58
　　心臓エコーパニック値 (像) ─────────────── 58
　1. 大動脈解離 ───────────────────── 58
　2. 急性冠症候群 (ACS) ────────────────── 59
　3. 肺血栓塞栓症 ──────────────────── 62
　4. 人工弁機能不全 (弁座の離開) ─────────────── 64

5. その他 ———————————————————————————— 65

2 血管系（頸部血管超音波　下肢血管超音波）———————— 67
はじめに ———————————————————————————— 67
1. リスク層別化とその対応——————————————————— 67
（1）"緊急所見"：急変する可能性があり，直ちに対応が必要な所見 —— 67
（2）"準緊急所見"：検査終了後，速やかに医師へ連絡が必要な所見 —— 68
2. 各リスク別のパニック値（像）———————————————— 68
（1）"緊急状態" ————————————————————————— 68
①頸動脈解離 ———————————————————————— 68
②椎骨動脈解離 ——————————————————————— 69
③血栓による内頸動脈急性閉塞———————————————— 70
（2）"準緊急状態" ———————————————————————— 70
①頸動脈瘤 ————————————————————————— 70
②動脈炎 —————————————————————————— 71
③注意すべき（要注意）プラーク ——————————————— 73

3 腹部系（上腹部超音波　消化管超音波　泌尿器超音波　婦人科超音波）——— 76
はじめに ———————————————————————————— 76
1. 腹部USパニック像層別化（Grade）の定義 ————————— 76
2. Gradeの判定とその取扱い ———————————————— 77
3. パニック像に該当する疾患とそのGrade一覧 ——————— 78
4. パニック像各論 —————————————————————— 80
（1）臓器損傷（Grade Ⅲ～Ⅰ）———————————————— 80
（2）腹部動脈疾患 ——————————————————————— 81
①腹部大動脈瘤破裂（Grade Ⅲ）——————————————— 81
②急性大動脈解離（Grade Ⅲ）———————————————— 82
（3）消化管疾患 ——————————————————————— 84
①腸管虚血（Grade Ⅱ）——————————————————— 84
（4）肝臓疾患 ———————————————————————— 87
①肝癌破裂（Grade Ⅲ～Ⅱ）————————————————— 87
②肝損傷（Grade Ⅲ～Ⅰ）—————————————————— 88
③肝膿瘍（Grade Ⅰ）———————————————————— 89

④出血性肝囊胞・感染性肝囊胞（Grade Ⅰ）――――――― 90
(5) 胆道疾患 ――――――――――――――――――――― 91
　①急性胆管炎（Grade Ⅱ～Ⅰ）――――――――――――― 91
　②急性胆嚢炎（Grade Ⅱ～Ⅰ）――――――――――――― 92
(6) 膵臓疾患 ――――――――――――――――――――― 95
　①重症急性膵炎（Grade Ⅱ），急性膵炎（Grade Ⅰ）――――― 95
(7) 腎臓疾患 ――――――――――――――――――――― 97
　①腎損傷（Grade Ⅲ～Ⅰ）――――――――――――――― 97
　②水腎症 ――――――――――――――――――――― 97
　③急性腎盂腎炎（Grade Ⅰ）―――――――――――――― 98
　④急性巣状細菌性腎炎（Grade Ⅰ）――――――――――― 99
　⑤腎膿瘍（Grade Ⅰ）―――――――――――――――― 100
(8) 婦人科疾患 ――――――――――――――――――― 100
　①異所性妊娠（Grade Ⅱ）――――――――――――――― 100
　②卵巣腫瘍茎捻転（Grade Ⅰ）――――――――――――― 103

　　索引 ――――――――――――――――――――――― 109

第1章

総　論

第1章　総論

1. 生理検査パニック値（像）の運用指針作成の重要性

　心電図や超音波検査をはじめとする生理検査は，検査場所を選ぶことなく外来診察室，病棟で一般的に行われるようになってきた。また，採血業務や術中モニタリングなども臨床検査技師が行う場面が増えてきている。生理検査は「臨床検査技師学校養成所指定規則の一部を改正する法律」により「生体からの生理機能情報を収集するための理論について習得し，結果の解析と評価について学習する。また，検査時の急変の対応についても学ぶ。」と目標が示され，患者急変時に対する対応は，臨床検査技師に必要な知識となっている。また，チーム医療と多職種連携が重要とされている中で，臨床検査技師の病棟採血業務，訪床による検査説明，検査室への誘導も臨床検査業務として，行われる時代がきている。特に救急医療では，多職種連携のチーム医療が必然的業務として行われている。

　心電図，超音波検査をはじめとする生理検査は，検査場所を選ぶことなく病棟で一般的に行われるようになり，臨床検査技師が検査中に救急の処置を要する症例と遭遇する機会も増えてきた。以前より，検体検査ではパニック値（Panic values）として，診療側に報告するシステムが定着している。

　パニック値（Panic values）は「生命が危ぶまれるほど危険な状態を示す異常値で，直ちに治療を開始すれば救命しうるが，その診断は臨床的な診断だけでは困難で検査によってのみ可能である。」とされ，臨床に貢献してきた。しかし，生理検査領域では，目前の患者から直接得られた検査所見にもかかわらず，異常所見をパニック値としてまとめられた文書はない。

　生理検査は数値化が困難な画像データが主体であり，統一性をもってまとめることは困難な分野である。また，波形や画像の読影による診断は医師の職域であり，臨床検査技師に画像所見の報告義務は公式には設けていなかったことが原因である。

　本書では，直ちに治療が必要とされる生理検査の異常所見をオブザーバー医師とともにパニック値（像）としてまとめた。従来，各施設で経験に基づいて運用されてきた臨床検査技師の報告体制や運用に一定の基準を設けることで，施設による技師の知識格差を少なくし，ボトムアップを図るものである。また，報告されたパニック値（像）を臨床医に伝達される方法と報告されたパニック値がどのように診療に活用されたかを検証するシステムの必要性を説くものである。

2. 生理検査パニック値（像）の運用指針作成

〔名称〕

　名称は「生理検査パニック値（像）の運用指針ワーキンググループ」とする。

〔定義〕

　生理検査パニック値（像）は，緊急性に治療を有する事象と位置付ける。

〔目的〕

　生理検査パニック値（像）は主治医もしくはその上長に確実に知らされ，適切な治療が早期にされることを目的とする。

〔各グループ〕

　生理検査パニック値（像）ワーキンググループは，波形解析系と画像解析系に大別する。

　波形解析系は循環器系，脳波・神経系，呼吸器系に分ける。

　画像診断系は心臓，血管系，腹部に分ける。

　各分野のワーキンググループは，その設定に関しては診療側オブザーバー（医師）と協議を行い，救急医療・急変時などに対する意識を高め，横断的な対応力を向上することを目指す。

3. パニック値（像）の報告体制

　パニック値（像）は，検者が「医師」に「誰の」，「何の検査結果」を報告するかを明確することが大事である。報告された内容は医師から医師へ，もしくは医師から医療従事者に引き継がれ，さらにその情報は他の医師と医療従事者に引き継がれることが多い。また，ICUから手術室，手術室から病棟などの患者の移動に伴い，情報が引き継がれるたびにコミュニケーション破綻のリスクは高くなる。特に口頭での情報伝達では，患者の引継ぎに際して，コミュニケーション破綻は起こりうるものである。したがって確実に早期の治療がなされるように報告手順のフローチャートを作成した（図1，2）。

第1章 総論

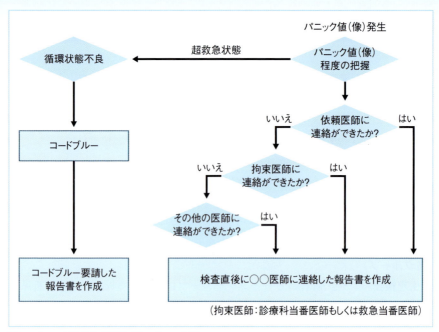

図1 パニック値(像)の報告フローチャート例

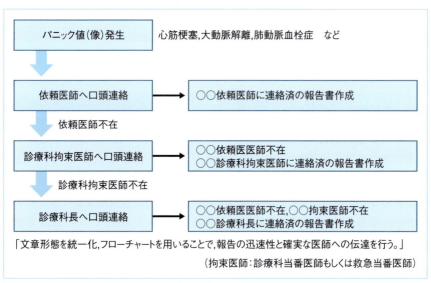

図2 パニック値(像)の報告フローチャートの一例

4. パニック値（像）報告後の検証

　パニック値（像）報告後には，患者がどのような治療経過を辿ったか検証する必要がある。生理検査は診断に重要な手法であるが，患者の全身状態のすべてをあらわすものではない。したがって，報告されたパニック値（像）がどのように活かされ，どのような処置が施されたかを知る必要がある。臨床検査技師が行うことは生理検査の所見報告であり，診断ではない。患者の全体像を把握し，画像所見から診断を行うのは医師の責務である。報告した所見内容と患者の病態を照らし合わせ，パニック値（像）が常に臨床の現場でどのように活かされているかを検証することは最も重要なことである。

5. システムを用いたパニック値報告

(1) 生理検査システム

　電子カルテ導入によって，生理検査システムの導入率も増加している。

　現行のシステムでは，患者基本情報，依頼情報に加えて，依頼時コメント情報の検査機器への受信や確認が機器上で行えるようになった。また，生理検査システムでは，検査結果の管理のみではなく，部門での受付や実施状況の把握も可能となっている。

　検査結果は，波形データ，画像データおよびPDFデータが，それぞれ異なるフォーマットで構成され，さらに検査報告書として，検査データを含めて送信され，電子カルテ側で参照できる仕組みになっている。

(2) 報告形態の違いと情報伝達方法

　生理検査では検査種により報告形態やタイミングが異なるが，リアルタイム報告が基本となる心電図や呼吸機能検査などの波形解析系では，実施と同時に電子カルテに結果が送信される。検査現場と臨床側の情報共有の方法としてコメント入力機能がある。

　コメント入力機能は，手入力またはユーザーが事前登録した定型文を選択し送信する機能であり，緊急時の情報伝達機能として活用することができる。

　検査技師が緊急に報告すべきパニック値（像）に遭遇したときに，混乱した状況下で電話連絡をせずとも，機器のコメント入力機能を活用することで，臨床側に速やかに緊急事態を知らせることができる。

第1章 総論

　また，将来的には心電図のミネソタコード等の所見コードを利用して，特定の
コードを受信した際に，あらかじめ決められたロジックを実行することで，臨床
側にパニック値（像）であることを知らせるなども技術的には可能である。これ
らをシステム化することで，緊急時の技師のヒューマンエラーによる情報漏れを
回避しシステマティックに状況を報告可能となる。

　またリアルタイムではないものの，診察時間までの報告となる画像解析系では，
レポート報告のタイミングで報告時に電子カルテに直接あるいは，ファイリング
システムからのレポート送信時に，パニック値（像）であることがわかる緊急情
報をkey画像に付加するなど，情報を受け取った臨床医に確実に伝わる方法での
パニック値（像）報告が望まれる。

(3) 上位システム（電子カルテとの連携）

　生理検査システムからの送信情報に基づいて，上位システムである電子カルテ
側にタグ情報を付加し，現場で起きている緊急事態を，臨床側医師が電子カルテ
画面で把握できるようなシステム連携も，今後の実証を踏まえながら行っていく
必要がある。

第2章

生理検査パニック値(像)の運用指針
波形解析系

1 循環器系パニック値（心電図検査）
2 神経生理系パニック値
　（脳波　神経伝導検査　誘発電位）
3 呼吸器系パニック値
　（呼吸機能検査　スパイロメトリー）

第2章　生体検査パニック値（像）の運用指針－波形解析系

1 循環器系パニック値
（心電図検査）

はじめに

　パニック値panic value, critical valueとは，「生命が危ぶまれるほど危険な状態にあることを示唆する異常値で，直ちに治療を開始すれば救命しうるが，その診断は臨床的な診察だけでは困難で検査によってのみ可能である」と定義される[1]。検体検査においては，日本臨床検査自動化学会[2]，日本臨床検査医学会[3]などから，パニック値／緊急報告値として提示されているが，生理検査については明示されていない。そのため，生理検査におけるパニック値（像）の認識は，各施設および検者においてバラつきがあり，その統一化が必要と考えられる。本指針では，生理検査における循環器領域の波形系検査（今回は12誘導心電図検査）において，各施設・検者による認識の統一化を図るべく，パニック値（像）の設定，関連する疾患と症状，その対応について解説する。

1. リスク層別化とその対応

　生理検査では，目の前で患者を見ることができるため，患者の症状・状態と，各検査の波形・画像を組み合わせて緊急度を判断することが重要である。また，検者の認識においても，即対応するべき所見であるのか，急変が予想され医師に連絡すべき所見であるのかを判断しなければならない。患者が症状を有し，波形・画像より秒～分単位の対応が必要な所見を"超緊急所見"，症状を伴い，分～時間単位の対応が必要な所見を"緊急所見"，症状の有無にかかわらず，急変が予想され，医師への報告が必要な所見を"準緊急所見"と定義する。

(1)"超緊急所見"：症状を伴い，秒～分単位の対応が必要な所見

　心電図検査において"生命が危ぶまれるほど危険な状態"であり秒～分単位の対応が必要である所見と言えば，QRS波の判別不可（心室細動ventricular fibrillation：VF），QRS幅の広い頻脈（心室頻拍ventricular tachycardia：VTな

ど），ST上昇（ST上昇型急性心筋梗塞 ST-elevation acute myocardial infarction：STEMI）が挙げられる。STEMI例のうち，一部の例（高齢者や糖尿病患者）では症状が判然としない場合もあるため，注意を要する。

"超緊急所見"における対応は，患者の意識がない場合（VF，VT），スタッフに応援を要請するのと同時に，緊急ドクターコールを全館放送で行うコードブルー対応などが必要である。また，一刻を争うため，胸骨圧迫，AEDの用意などが必要であろう。意識がある場合（VT，STEMIなど）には，患者をベッドから動かさず，早急に医師を呼び対応してもらう。VTはVFに移行する可能性があり，STEMIはVTを引き起こすことがあるため，波形のモニターは重要である。

(2)"緊急所見"：症状を伴い，分～時間単位の対応が必要な所見

分～時間単位の対応が必要な心電図所見として，著明な徐脈，QRS幅の狭い頻脈，ペースメーカ不全，新規のST低下・陰性T波（無症状も含む），などがあげられる。

"緊急所見"を確認した場合，すぐに医師に連絡し対応してもらうことが肝要である。QRS幅の狭い頻脈において，症状が強い場合には車いすでの移送，症状が軽い場合は検者または看護師の付き添いのもと診察室まで案内する。症状の有無にかかわらず，新規のST低下・陰性T波の場合，できるだけ患者は動かさず，車いすでの移送を行う。

(3)"準緊急所見"：症状の有無にかかわらず，急変が予想される所見

急変が予想される心電図所見には，症状のない著明な徐脈，QT延長，テント状T波，頻発する心室性期外収縮，などがあげられる。

"準緊急所見"の対応は，症状が強い場合には車いすでの移送，症状が軽いまたはない場合は検者または看護師の付き添いのもと診察室まで案内する。

2. 各リスク別のパニック値（像）

(1)"超緊急所見"

①QRSの判別不可

a.) 心室細動 ventricular fibrillation：VF（図1）

心電図波形は，QRS波やT波といった区別なく，振幅も無秩序で経過とともに振幅は徐々に小さくなる。

第2章 生体検査パニック値(像)の運用指針－波形解析系

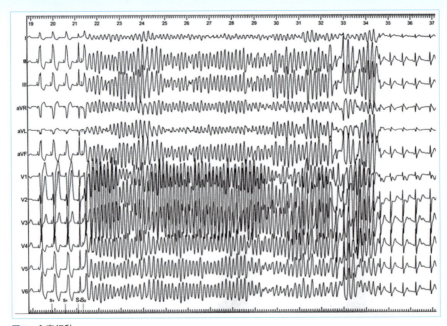

図1　心室細動

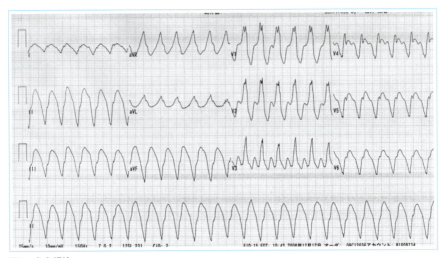

図2　心室頻拍

　　1分間に300回以上，不規則に震えるように痙攣している状態で，心拍出量はほぼ消失し，脳虚血により10秒程度で意識消失が起こり，3～4分間持続すると脳に不可逆的障害を来し死に至る最も危険な不整脈である。

② QRS の広い頻脈

a.) 心室頻拍 ventricular tachycardia：VT（図2）

　心室を起源とし，QRS幅≧120msで3連発以上，心拍数100/分以上の頻拍をいう。30秒以上持続するものを持続性心室頻拍（sustained VT：SVT），30秒未満を非持続性心室頻拍（non-sustained VT：NSVT）という。

　器質的心疾患に伴うVTは，血行動態の破綻，心室細動を来しやすく突然死を来す致死的不整脈となりうる。

b.) 倒錯型心室頻拍 torsade de pointes：TdP（図3）

　QT延長症候群を背景に起こる多形性心室頻拍で，QRS波形の極性と振幅が心拍ごとに変化して，等電位線を軸にしてねじれるような特徴的な波形を呈する。

　頻拍は150～250/分の間にあり，自然に停止して反復性に出現を繰り返すことが多いが，心室細動に移行することもある。

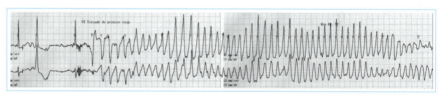

図3　倒錯型心室頻拍（TdP）

c.) 偽性心室頻拍 pseudo VT（図4）

　WPW症候群に心房細動が合併した場合に起こりうる不整脈である。QRSは広く，R-Rは不整である。最短R-Rが≦210msの例はハイリスク群[4]であり，突然死の可能性がある。

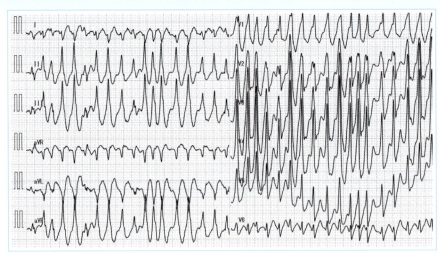

図4　偽性心室頻拍

d.) その他

　脚ブロックを伴った上室頻拍（図5）や，副伝導路を順伝導して房室結節を逆伝導する，逆方向性房室回帰頻拍（図6）などもWide QRS頻拍を呈する場合があるが，診断に苦慮する場合は，"超緊急状態"と同じ扱いとすることを推奨する．

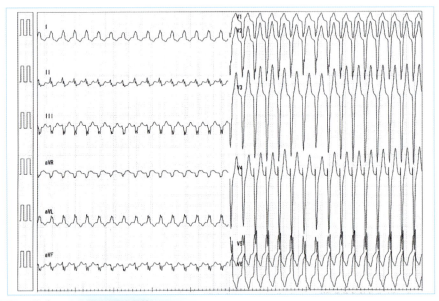

図5　脚ブロックを伴った上室頻拍

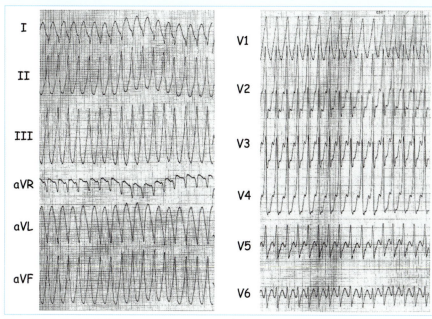
図6　逆方向性房室回帰頻拍

③ST上昇
a.）ST上昇型急性心筋梗塞 ST-elevation acute myocardial infarction：STEMI（図7-①，②）

　冠動脈の完全閉塞による貫壁性心筋虚血のため，時間経過とともにさまざまな心電図変化を呈する．超急性期には，T波の増高（hyper acute T wave）を認め，次いでSTが上昇する（直後から数時間）．R波は減高しはじめ，数時間から12時間で異常Q波を形成，T波が陰転化する（冠性T波）．ST上昇型急性心筋梗塞総患者の14％が，発症超早期に致死性不整脈（大多数がVF）を併発し死亡している[5]．

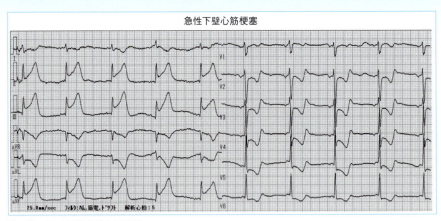

図7-① ST上昇型急性心筋梗塞

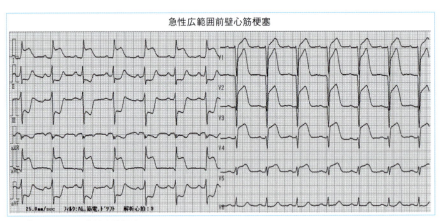

図7-② ST上昇型急性心筋梗塞

(2) "緊急所見"
①著明な徐脈（心拍数30〜40bpm）
　著明な徐脈により，一過性の脳虚血発作（Adams-Stokes発作）や，血行動態の破綻を来す可能性がある．ただし，パニック値と設定する心拍数に関しては，本基準を元に各施設で医師と相談して決定すること．

a.) 著明な洞性徐脈（図8）
　著明な洞性徐脈は，その背景に洞不全症候群の存在が疑われる．

1. 循環器系パニック値（心電図検査）

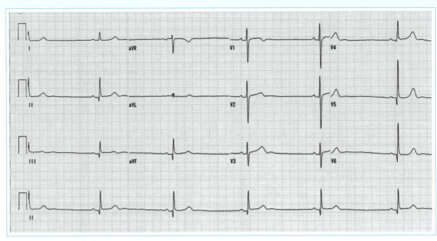

図8　著明な洞性徐脈

b.）Mobitz II型以上の房室ブロック（図9〜11）

　Mobitz II型房室ブロックは，高度の房室ブロックへの進展が高率に認められペースメーカの適応が考慮される．高度房室ブロックでは，QRSが数拍以上脱落することにより失神を来すことがある．さらに，完全房室ブロックは，突然死のリスクがあるため，必ず医師への報告および診察が必須である．

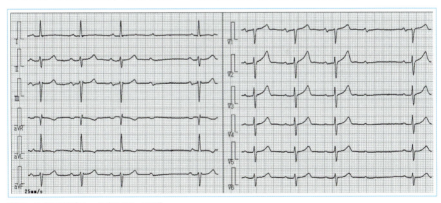

図9　2度房室ブロック（Mobitz II型）

15

第2章　生体検査パニック値(像)の運用指針－波形解析系

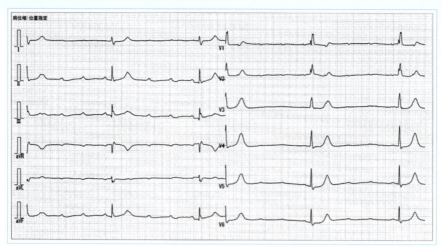

図10　高度房室ブロック

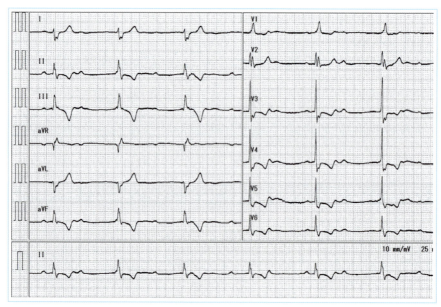

図11　完全房室ブロック

c.) 3秒以上の心静止（図12）

　洞停止，徐脈頻脈症候群などにより3秒以上の心静止は，めまい，ふらつきを来すことがあり危険である。

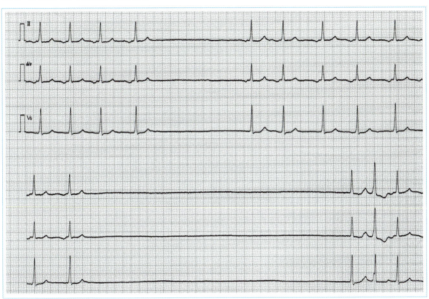

図12　3秒以上の心静止

② QRS幅の狭い頻脈（心拍数>150bpm）

a.) 発作性上室頻拍paroxysmal supraventricular tachycardia：PSVT（図13）

　心房から副伝導路を含めた房室接合部まで，上室のどこかの部位で，突然に起こり突然停止する頻拍発作。上室での頻拍であるため，心室伝導様式は正常伝導のため，QRS幅は正常である。症状は，動悸，めまい，ときに意識消失を来す。血行動態的に悪影響を及ぼさないことが多いが，血圧が低下したり，発作が長時間に及んだ場合，血行動態の破綻を来たすことがある。

第2章 生体検査パニック値(像)の運用指針－波形解析系

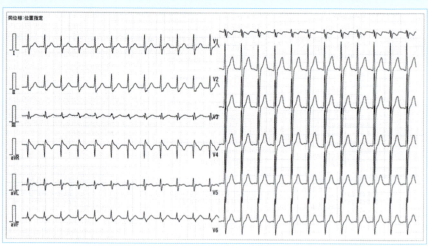

図13　発作性上室頻拍

b.) 頻脈性心房細動・粗動 rapid atrial fibrillation・flutter（図14）
　心拍数が，150/分以上の心房細動および心房粗動。心房粗動では，房室伝導比が2：1のことが多い。症状は，PSVTと同様である。

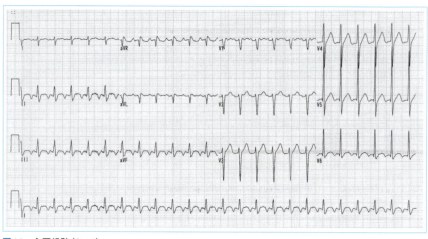

図14　心房粗動（2：1）

1. 循環器系パニック値（心電図検査）

③新規のST低下・陰性T波・陰性U波・脚ブロック（無症状も含む）

　症状（胸痛，胸部不快感，胸部絞扼感など）を認め，前回と比較して新たにみられたST低下（図15），陰性T波（図16-①，②），陰性U波（図17）。

　脚ブロックは，虚血性心疾患，急性肺血栓塞栓症，たこつぼ心筋症などの可能性が示唆される。虚血性心疾患を疑う場合，症状は最近増加しているか，症状の頻度が増しているかなど不安定狭心症を疑う所見がないかを確認することが重要である。

　典型的な症状がない場合でも，新たな変化は主治医に報告することが推奨される。

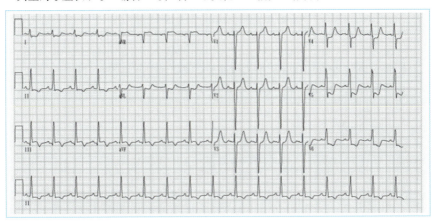

図15　ST低下（不安定狭心症例）

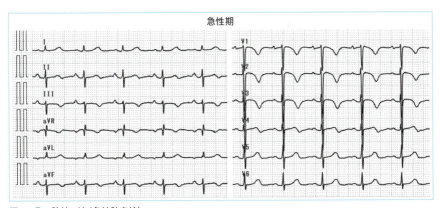

図16-①　陰性T波（急性肺塞栓）

19

第2章 生体検査パニック値(像)の運用指針－波形解析系

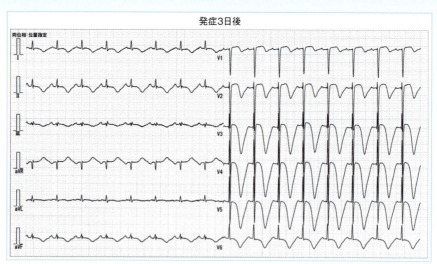

図16-②　陰性T波(たこつぼ心筋症)

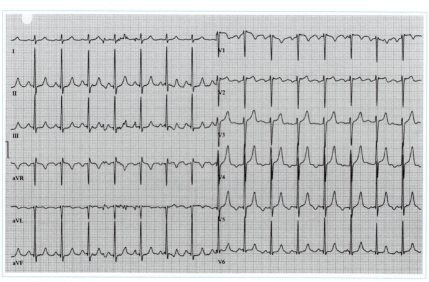

図17　陰性U波(不安定狭心症例)

1. 循環器系パニック値（心電図検査）

④ペースメーカ不全（図18-①，②）

ペースメーカ心電図で，最も注意すべき所見は，ペーシング不全，spike on Tである。ペーシング不全は，ペースメーカスパイクが出現しているにもかかわらず，QRS波が出現しない（心筋にペースメーカ刺激が伝わっていない状態）現象であり，その結果心室は収縮せず，めまいや失神を来す。また，spike on TはT波直上にペースメーカスパイクが出現し，心室性不整脈を来す可能性がある。spike on Tは，センシング不全により起こる。

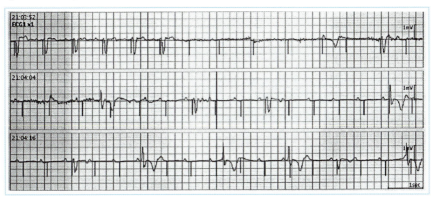

図18-①　ペーシング不全

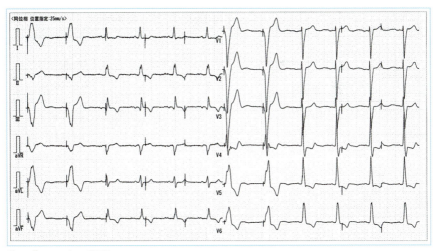

図18-②　センシング不全

⑤心電図変化は乏しいが，患者が明らかな症状を訴える場合

　急性心筋梗塞の心電図変化において，ST上昇を呈する例は50％，ST変化・陰性T波・脚ブロックを呈する例が40％，残りの10％は正常波形を呈するとされている[6]。特に，回旋枝領域（後壁・側壁）の心筋梗塞では，心電図変化が見られない，もしくは乏しいことがある。その際，18誘導心電図での背側部誘導（V7〜V9）の記録が有用である。

(3) "準緊急所見"
①QT延長（図19）

　QTc時間が，≧480ms以上[7]，前回と比較し著明にQT時間が延長している場合は，主治医に連絡するべきである。QT延長は，TdPを起こす可能性があるため，主治医への連絡は必須である。

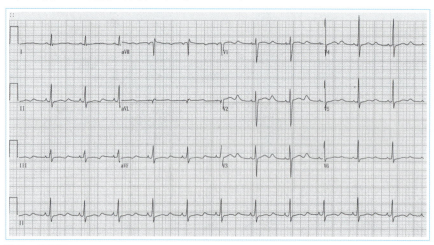

図19　QT延長

②テント状T波（図20）

　高K血症の所見であり，テント状T波を呈する血清K値は，5.5〜6.5mEq/L程度とされる（透析患者を除く）。血清K値がさらに上昇すると，P波の消失，洞室調律，房室ブロック，QRS幅延長などの心電図変化を来し，重症例では心室細動，心停止に至ることもある。

1. 循環器系パニック値（心電図検査）

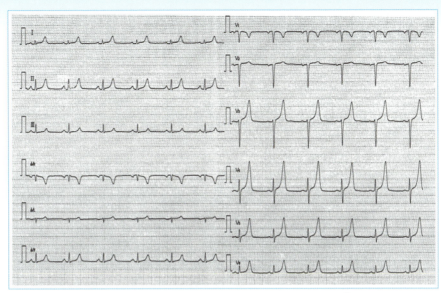

図20　テント状T波

③頻発する心室性期外収縮（図21）

　心室性期外収縮が頻発，または多形性の場合（Lown分類 grade3以上，**表1**）には，器質的心疾患の存在，また，心室頻拍への移行の可能性もあるため，主治医への連絡が推奨される。

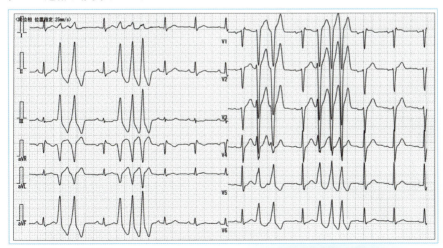

図21　頻発する期外収縮

第2章　生体検査パニック値(像)の運用指針－波形解析系

表1　心室性期外収縮の重症度分類

grade	心室性期外収縮
0	なし
1	1時間30個以下
2	1時間30個以上
3	多形性
4a	2連発
4b	3連発以上
5	早期 R on T

表2　心電図検査におけるパニック値(像)とその対応

	パニック値(像)	対応
超緊急所見	QRSの判別不可(心室細動) QRS幅の広い頻脈(心室頻拍など) 急性心筋梗塞を疑うST上昇	**秒～分単位の対応が必要** ・患者の意識がない場合 　スタッフに応援を要請するのと同時に，緊急ドクターコールを全館放送で行うコードブルー対応などが必要。また，一刻を争うため，胸骨圧迫，AEDの用意などが必要。 ・意識がある場合 　患者をベッドから動かさず，早急に医師を呼び対応してもらう。VTはVFに移行する可能性があり，AMIはVTを引き起こすことがあるため，波形のモニターは重要である。
緊急所見	著明な徐脈(30～40/分) 　著明な洞性徐脈 　Mobitz II型以上の房室ブロック 　3秒以上の心静止(洞停止など) QRS幅の狭い頻脈 　発作性上室頻拍，頻脈性心房細動など 新規のST低下，陰性T波，陰性U波，脚ブロック ペースメーカ不全 心電図変化は乏しいが症状が明らかな場合	**分～時間単位の対応が必要** ・症状が強い場合 　できるだけ患者は動かさず，車いすやストレッチャーの移送が必要。 ・症状が軽い場合 　血圧などバイタルを確認し，検者または看護師の付き添いのもと診察室まで案内する。ただし，虚血が強く疑われる場合はできるだけ患者は動かさず，車いすの移送を考慮。
準緊急所見	QT延長(480ms以上) テント状T波 頻発する心室性不整脈	**急変が予想され医師の確認が必要** ・症状が強い場合 　車いすでの移送。 ・症状が軽いまたは無い場合 　検者または看護師の付き添いのもと診察室まで案内する。

1. 循環器系パニック値（心電図検査）

■ 参考文献

1) Lundberg GD. Lab Observer 9: 27-34, 1977

2) 日本臨床検査自動化学会科学技術委員会. 極端値・パニック値対応マニュアル. JJCLA 30 (Suppl.1), 2005

3) 日本臨床検査医学会ガイドライン作成委員会. 臨床検査のガイドライン JSLM2012. 検査値アプローチ／症候／疾患. 2012.

4) 奥村 謙ら. カテーテルアブレーションの適応と手技に関するガイドライン. www.j-circ.or.jp/guideline/pdf/JCS2012_okumura_h.pdf

5) 木村 一雄. ST 上昇型急性心筋梗塞の診療に関するガイドライン（2013年改訂版）www.j-circ.or.jp/guideline/pdf/JCS2013_kimura_h.pdf

6) Fisch C. ACC Current Journal Review 6: 71-75, 1997.

7) 青沼 和隆ら. QT 延長症候群（先天性・二次性）とBrugada症候群の診療に関するガイドライン（2012年改訂版）. www.j-circ.or.jp/guideline/pdf/JCS2013_aonuma_d.pdf

---

波形解析系　全体統括

小宮山　恭弘
森ノ宮医療大学大学院

ワーキング委員

安保　浩二
大阪市立大学医学部附属病院
中央臨床検査部

石崎　一穂
三井記念病院
臨床検査部

内田　文也
三重ハートセンター
臨床検査科

山内　一浩
市立豊中病院
臨床検査部

山崎　正之
大阪府済生会中津病院
検査技術部

オブザーバー

上田　真喜子
森ノ宮医療大学大学院

増山　理
兵庫医科大学
循環器内科

羽生　大記
大阪市立大学大学院
生活科学部

岡庭　信司
飯田市立病院
消化器内科

光本　保英
大阪府済生会吹田病院
消化器内科

第2章　生体検査パニック値（像）の運用指針－波形解析系

2 神経生理系パニック値 （脳波　神経伝導検査　誘発電位）

はじめに

　医学のめざましい進歩に伴い臨床検査は多様化し，臨床検査技師はより専門的な知識と技術を習得し，精度や信頼性が高い検査データを報告することが求められている。

　生理検査は被検者に直接触れて行うため，パニック値は臨床検査技師の目の前で生じる。それゆえ検体検査において以上に，医師と臨床検査技師の連携を密にする必要がある。しかし生理検査のパニック値は，検体検査のように決まった数値で設定されたものとは異なり，臨床経験から総合的に判断せざるをえない所見もあり，多くの施設で明文化されていないのが現状だろう。

　神経生理検査は，神経や筋の活動を電気現象として捉えることにより，機能の推測，診断や治療などへ補助的に役立てることを目的とし，脳波検査に代表される中枢神経検査や神経伝導検査などにおける末梢神経検査と幅広い分野である。また，近年では法的脳死判定や術中モニタリングの法改正が成され，生命に直接関わる検査が臨床検査技師の守備範囲となり，医師や多職種のスタッフとの連携がさらに重要となってきている。

　本項では臨床検査技師が日常的に行っている神経生理検査について概観し，検査を施行する上での心構えやパニック値に関する私見を述べる。

1. パニック値の定義

　1971年にLundbergらが南カリフォルニア大学で異常な臨床検査値を報告するシステムを構築した。その際，「パニック値；a critical (or panic) laboratory value」は，「適切な処置が行われなければ生命の危険があるが，適切な対応もとりうる，正常から乖離した病的状態を示す検査結果」と定義された。

　のちにLundbergは，パニック値を拡張した概念として，「バイタル値；a vital value」を提唱した。バイタル値とは，パニック値と同様に重要な検査結果では

2. 神経生理系パニック値（脳波　神経伝導検査　誘発電位）

あるが，時間的猶予がパニック値ほどではないものである。パニック値の例として血糖値40mg/mL，バイタル値の例として，子宮頸部細胞診（パップテスト）やマンモグラム，結核菌培養での異常を挙げている。

また，これらと隣接した概念である「極端値」は，まれにしかみられない検査値のことである。統計的には0.5～1.0パーセンタイル値以下，99.0～99.5パーセンタイル値以上の値とされているが，被検者が必ずしも生命の危機にあるとは限らない。

異常値の中に，極端値（確率的に低頻度），パニック値（緊急性を要する生命の危険），バイタル値（緊急性の低い生命の危険）が混在すると理解すればよいだろう（図1）。しかし，これらを明確に分類することは困難であり，生理検査ではなおさらである。生理検査における異常は必ずしも数値化できるものではない。また，生命の危機か否か，あるいはその緊急性については議論が分かれる点が多いからである。例えば神経伝導検査で伝導ブロックが見られギランバレー症候群を示唆する所見であったとする。これは，生命予後にかかわり早急に医師に連絡の必要なパニック値といってよかろう。しかし，極端値であるといえるかは議論が分かれるだろう。伝導ブロックの存在を「数値」として表すことすら，困難なのだ。

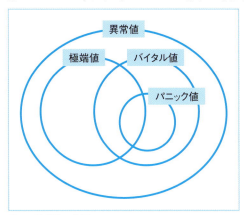

図1　異常値の分類

元来，パニック値の定義が，検体検査を中心に進められてきたため，生理検査の議論にはしっくりしない点があるのは否めない。以下，本稿で言及する生理検査におけるパニック値には，Lundbergによるパニック値の定義よりも，広い概念が含まれている。「臨床検査技師が生理検査中に遭遇した，依頼医にとって想定外と考えられる検査結果」とご理解いただければ幸いである。

27

第2章　生体検査パニック値（像）の運用指針－波形解析系

2. 神経生理検査の概要とパニック値

(1) 脳波検査

　脳波検査は，頭皮上より脳の電気活動を記録してんかんやその他脳疾患の診断，予後判定などに有用である。また，20年前から法的脳死判定に必須とされるようになり，さらに重要性が大きくなった。

　臨床検査技師の役割は，アーチファクトの排除を徹底し確実に判読できる脳波記録と依頼目的を把握した報告をすることである。法的脳死判定において臨床検査技師の役割は極めて重要であり，そのプロセスを十分理解し，法に定められた項目を遵守するよう努める。また，被検者が記録中に発作を起こした場合，観察および記録を行いながら迅速に医師や看護師へ連絡して処置に協力する。

　臨床検査技師は記録をスムーズに行うことは当然であるが，判読に対する努力をすることで臨床的知識が得られ，さらには依頼医との信頼関係を構築できる。

　パニック値は，病態と一致した重篤と考えられる波形の出現や法的脳死判定における波形の消失などである。

(2) 神経伝導検査

　神経伝導検査は，末梢神経の伝導状態を評価することで，その病態の背景を推定し臨床診断の補助とする。その目的は，①末梢神経障害の有無，②病態鑑別（脱髄もしくは軸索変性），③病変の分布状態，④重症度と機能予後の推定の4点に集約される。

　臨床検査技師の役割は，依頼項目を把握し，アーチファクト対策を徹底して電位を記録し，振幅や潜時といった各種のパラメーターを計測することである。神経伝導検査は脳波検査と異なり，疾患や病態によってさまざまな神経の検査を行う必要が生じ，いわゆるルーチンでの手技は成り立たない。そのためには解剖および神経生理学知識や検査技術の確実な習得が求められる。また，電気刺激など被検者の協力が不可欠であり，インフォームドコンセントを確認することも重要な役割である。

　パニック値は，施設別に定めた基準値を大きく外れたデータの出現，予期された電位の記録不可能など，依頼医が想定していないと考えられる検査結果である。

(3) 針筋電図

　針筋電図により運動単位の活動を知ることができ，末梢神経や筋に異常があれ

ば波形や運動単位動員に変化が観察される。針筋電図の異常波形は，脊髄前角疾患，末梢神経疾患，筋疾患などでみられる。中枢性麻痺においても，運動単位の動員パターンに異常がみられるため，診断の一助となる。

針筋電図は医師のみに実施が許されており，臨床検査技師の役割は，医師の補助として機器のセットアップ，記録，電極の処理などである。しかし，針筋電図に関する知識は神経伝導検査の臨床に極めて有用であり，その基本を学んでおくべきである。

施設の状況にもよるが，依頼医と検査医が異なり報告義務が検査科にある場合で，異常な検査データがみられた場合がパニック値に相当する。

(4) 大脳誘発電位検査

大脳誘発電位は，種々の感覚刺激が大脳皮質に到達するまでの部位で記録される一過性の電位変動のことであり，潜時によって短潜時，中潜時，長潜時に分類される。代表的な誘発電位検査は，聴覚誘発電位，体性感覚誘発電位，事象関連電位，視覚誘発電位などである。

臨床においては，脳神経外科，精神科，小児科，耳鼻科などで広く用いられ，近年では術中モニタリングに利用されている。

臨床検査技師の役割でアーチファクト対策が極めて重要である。誘発電位は脳波よりもさらに微小な電位である。とくに術中モニタリングにおいては周辺機器によるアーチファクトを避けることが不可欠であり，電気工学的知識を駆使して，データ記録に対して万全を期さなければならない。

パニック値は，施設別に定めた基準値を大きく外れたデータの出現や，記録の不可能などであるが，とくに術中モニタリングにおけるアラーム・ポイントは生命を左右する重要な項目である。

(5) その他の神経生理学的検査

神経生理検査は，電気生理学的検査が大部分を占めていたが，近年，超音波診断，fMRIなどの機能画像検査，経頭蓋磁気刺激法や脳磁図といった磁気生理学的手法も発展し，これら分野でも臨床検査技師がかかわることが多くなってきている。これらの検査すべてに精通することは困難であるが，診療支援・治療支援・研究支援の維持と向上を目指す上で，その動向と最新の知識を把握しておくことは重要である。

それぞれの各種検査に関し，検査項目施設ごとに，パニック値を設定しておく

第2章　生体検査パニック値（像）の運用指針−波形解析系

必要がある。

3. パニック値とデータの信頼性

(1) パニック値の報告
　当然のことであるが，臨床検査技師には検査結果をしっかりと依頼医に報告する責務がある。臨床検査技師が関与した例ではないが，がんの画像診断の報告書が放置され，治療におくれを来し死亡に至ったという報道もある。同様のミスは生理検査の現場でも生じうる。重要な検査結果は，直接電話などで依頼医に報告する必要があるだろう。また，依頼医が検査結果を確認し，診断や治療に活かしているか，後日フォローすることも大切である。神経生理検査は，たとえ直接生命に影響を及ぼさないとしても，機能予後に大きな影響を及ぼすものが多いことを肝に銘じておくべきだ。

(2) パニック値とデータ確認
　臨床検査にはテクニカルエラーや測定誤差は常についてまわる。測定値が基準値から大きく外れた場合に，パニック値であると判断・報告する前にテクニカルエラーを否定し，測定誤差を再確認する必要がある。しかし，救急診療のような迅速性を要求される結果報告に関しては，被検者の状況によってはチェックや再検査は必ずしも必要ではないと考えられる。

(3) テクニカルエラー
　神経生理検査は手技への依存度が高く，信頼性の高いデータを得るためには，神経生理学，病理学，解剖学の知識と電気工学的な技術も必要となる。未熟な知識と技術から出される検査データは，医療者の信頼性を失うばかりではなく，被検者に多大な損害を及ぼす可能性がある。臨床検査技師は検査データに責任を持てるように専門性を高める努力を続けることが強く望まれる。

(4) 検査の標準化
　手技を磨くためにも，パニック値を設定するためにも，施設内，そして，多施設間での検査の標準化が不可欠である。また，将来的には情報技術が発展し，将来的には医療機関の間でデータの相互利用が促進され，パニック値も共有されるようになるだろう。神経生理検査の標準化は重要な課題のひとつであり，施設間

誤差をなくすためにさまざまな工夫が図られているが，現状では同一施設においてすら検者間誤差が認められる場合も少なくない。今後は臨床検査技師のみならず，医師および専門学会や機器メーカーとの検討も必要である。

(5) データの精度管理

パニック値の判断には，検査データの精度管理が重要である。不適切な精度管理はパニック値の判断を誤らせる。精度管理とは，一定の正確さを保った記録，測定，結果が常に得られるように技術・機器の管理を行うことである。精度管理には院内精度管理と外部精度管理があり，データ収集や解析の過程などを総合的に管理し，信頼性のあるデータを医師に報告するよう努める。

4. パニック値対応に関する取り組み

(1) 機器管理マニュアル

神経生理検査室で管理している機器の精度管理，また，機器を安全に利用するための定期的な保守点検についてのマニュアルを作成し，精度保証の一環とする。

(2) パニック値のリストと報告システム

検査室がパニック値として報告する項目と検査結果に関するリストを作成し，緊急報告システムを多職種で協議し構築する。

(3) 情報の共有

パニック値や医療情報を共有することにより，次に起こりうる問題を回避することができる。

(4) 研修会

新人技師などに対しパニック値報告の研修を行う。ベテラン技師が体験を基にした事例を伝えることによって，相互の専門的知識とチームとしての連携意識を育むことができる。

5. 臨床検査技師に求められること

「医療の質と安全」が問われるようになって久しい。2003年に制定された臨床検査室認定（ISO15189）は，臨床検査を実施する臨床検査室の技術能力を決定する国際規格である。ISO15189：2012の認定には，パニック値に関連する項目も含まれている。パニック値は検体検査を中心に議論がなされてきたが，神経生理検査においても「品質と能力」を依頼医と被検者に具体的に示すISOのような第三者機関による評価と認定が必要となる可能性は十分にあり，そのため学会の認定などの取得を含めた準備を進めることが肝要である。

おわりに

2016年2月に公益財団法人日本医療機能評価機構より，医療安全情報として，医師への「パニック値の緊急連絡の遅れ」が報告され，臨床検査業務について注意喚起がなされた。これらは，いずれも検体検査に関する事例であったが，今後生理検査でも起こりうる可能性は否定できない。

生理検査のパニック値の構築には問題が山積している。そして，たとえパニック値の報告システムが構築されたとしても落とし穴がどこにあるともわからない。

何の検査で，どんな結果が出た時に，誰に，いつ，どのように報告するのか？

医師や多職種スタッフとの「顔の見える関係づくり」が最も必要なのだろう。

■ 参考文献

1) Lundberg GD. When to panic over abnormal values. MLO Med Lab Obs. 1972; 4: 47-54.

2) 日本臨床検査自動化学会会誌編集部. 極端値とパニック値. 日臨検自動化会誌 30 (suppl-1): 9-13, 2005

3) Lundberg GD. It is time to extend the laboratory critical (panic) value system to include vital values. MedGenMed. 2007; 9: 20.

4) 髙橋　修. 信頼されるデータを導き出すために 感覚神経伝導検査. 検と技 41 (5): 371-376, 2013

5) 七崎之利, 諏訪部章. パニック値とは 現代版パニック値の考察. 日臨救急医会誌 20 (3): 489-498, 2017

神経生理検査の
パニックバリュー例

1. 脳波

　脳波検査記録で重要となるのは，てんかん発作での患者の状態である。最近では高齢者の脳波検査が増加し，不穏状態の患者に遭遇することが多い。また，非けいれん性てんかん重積（non convulsive status epilepticus：NCSE）もみられるため患者の観察は必要になってくる。NCSEは通常のてんかん発作とは違い目立ったけいれんを起こさないため，ビデオ記録をして観察する必要がある。場合によっては長時間脳波記録も必要となる。異変があれば医師への連絡が必要である。

　初診での脳波検査は重要であり，通常でも必要だが，覚醒から睡眠までの過程の記録，場合によっては少し長めの記録も必要である。

(1) 準緊急：初診における欠神発作

　欠神発作の純粋な型は，突然始まりそれまで行ってきた諸活動の中断や凝視，短時間の眼球上転などがみられる。意識が消失するが，患者が話していれば話は中断され，歩行中なら立ちすくむ。発作は2から3秒の時もあれば30秒くらい持続することもある。発作が終了すれば何事もなかったように続きの動作を始める。
症例1：9歳，男児。学校の先生からボーとしていることが多いことを指摘され受診。脳波検査は，通常記録の間に短い時で4秒，長い時で10秒くらいの発作が8回もあり（図1），2日後にCT検査。診察は検査が12月だったためか定かではないが1カ月後になっていた。比較的長い発作が頻繁にあることから主治医に連絡し，脳波室に訪れ脳波波形を説明し，脳波検査後診察し当日から投薬開始となった。欠神発作は他のけいれん発作ほど発作時の怪我は少ないが，頻繁に長い時間の発作があると自転車乗車中や横断歩道横断中など危険が多いので医師に連絡することが望ましい。

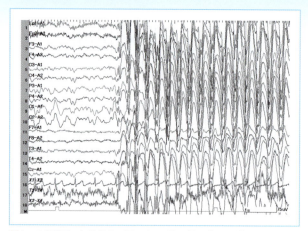

図1　9歳男児，欠神発作。短い時で4秒，長い時で10秒。
記録中に8回ほど長い発作があった。

(2) 緊急：トリクロリールシロップ使用時の無呼吸，無呼吸抑制

　脳波検査やCT，MRI検査で検査ができない患児のために使用されるトリクロリールシロップであるが，脳波検査では脳波に影響が少ないこと，薬剤半減期は短いことから使用されるが，副作用を熟知しておく必要がある。

　トリクロリールシロップ添付文書には，重要な基本事項として，呼吸抑制等が出現することがあるので，呼吸数，心拍数，SpO_2をモニタリングして十分観察することが記載されている。また，小児は成人に比し，薬剤感受性が高いため，少量から投与を開始するなど慎重な投与が求められる。無呼吸，呼吸抑制，けいれん（間代性けいれん，部分発作等）は特に低体重児，新生児，乳幼児で報告が多く，心肺停止に至った症例も報告されているので，注意を要する。

　トリクロリールシロップ使用時は，動脈血飽和酸素濃度（SpO_2）測定器（図2）または一酸化炭素濃度（CO）測定器（図3）を使用している例がある。SpO_2濃度低下よりCO濃度上昇のほうが早く出現する。生理検査室では今までこのような事例はないが，MRIでは1例事例報告もある。

2. 神経生理系パニック値（脳波　神経伝導検査　誘発電位）

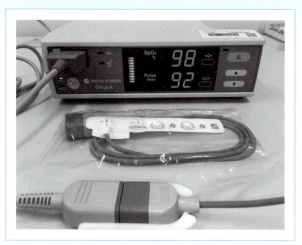

図2　動脈血飽和酸素濃度（SpO$_2$）測定器

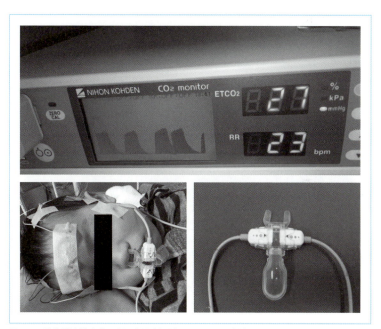

図3　一酸化炭素濃度（CO）測定器（左上），COセンサ（右）
　　　SpO$_2$濃度より早くCO濃度が上昇する

(3) 準緊急から緊急：高齢者または疾患による不穏状態や暴れる患者

　高齢者の脳波依頼が増え，検査室に入室した時には名前や生年月日を聞いても応答なく，検査途中から覚醒したのか急に動き出したりする場合がある。また，脳炎などの疾患により急に暴れだしたりして，脳波検査の続行が困難なことがある。場合によっては患者にも危険が及ぶ場合があり，医師に連絡する。

症例2：69歳，女性。昼より会話がかみ合わない。短期記憶障害などの症状の出現を認め救急受診した。独語，幻覚，妄想が出現していた。辺縁系脳炎を疑い，ステロイドパルス治療し一定の効果があり改善傾向にあったが，ステロイド効果が切れたタイミングで，再度精神錯乱状態になっている。脳波検査中も暴れて記録不能のため（図4），医師に連絡した。医師が鎮静をかけに訪れ，静注した途端，脳波ではまだ筋電図が混入しているが体動はなくなり，鎮静剤による速波が混入，しばらくして筋電図も消失した（図5）。急にSpO_2が60％に低下した。原因は鎮静のかかり過ぎで舌根沈下したためであった（図6）。SpO_2濃度測定器を使用していたためすばやく対処ができた。

　検査時はカルテで患者の様子を確認し，無呼吸があれば鼻・腹呼吸センサやSpO_2測定を記録するようにしている。

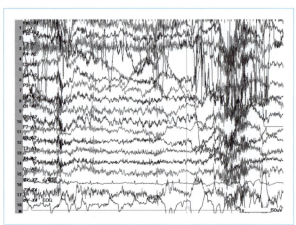

図4　69歳女性。辺縁系脳炎。
　　　脳波検査中，不穏状態で暴れて医師に連絡。

2. 神経生理系パニック値（脳波　神経伝導検査　誘発電位）

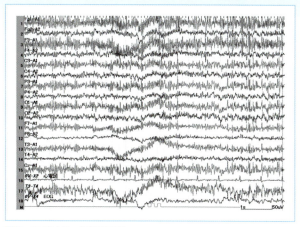

図5　69歳女性。辺縁系脳炎。
　　　鎮静をかける。鎮静剤による速波と筋電図が混入。

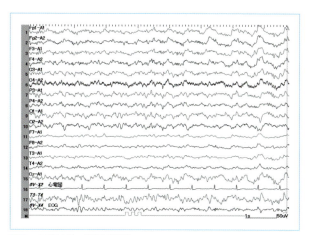

図6　69歳女性。辺縁系脳炎。
　　　鎮静後，落ついたが鎮静剤の入れ過ぎで舌根沈下した。

(4) 緊急：心電図変化

　脳波検査は，脳波の他に眼球運動，心電図を同時記録しているはずである。未熟児や新生児はこれにおとがい筋も増やし記録し，可能であれば鼻や腹の呼吸センサも追加している。脳波検査においては脳波の変化だけでなく，その他の変化にも目を向ける必要がある。

症例3：30週5日，男児。28週0日，596gで出生。当院では未熟児は出生後2から3日で脳波検査依頼があり，「脳波フォロー」と書いてあれば32週ま

では2週ごと，40週までは4週ごとに自動的に検査を行うことになっている。図7の脳波記録中，junctional rhythmが出現している。図8は30秒に圧縮した波形である。NICUでの検査であるが，無呼吸やSpO$_2$低下があると警報が鳴るが，看護師に伝えるようにしている。

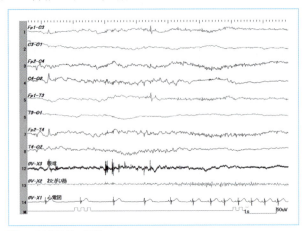

図7　30週5日　男児。
　　　脳波記録中，junctional rhythm出現。

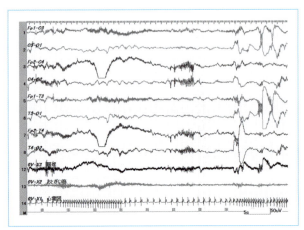

図8　30週5日　男児。
　　　図7を圧縮した脳波波形。

(5) 準緊急から緊急：けいれん発作時の医師への連絡が必要な場合

けいれん発作が起きた時は慌てないことである。けいれん発作が起きたら応援を呼んで，脳波記録は継続して行い，患者の状態をみるため患者の近くに行く。発作の観察は，①けいれんはどこから始まったか，②手足の動きはどうか，③顔と眼球の動きはどうか，④けいれんに左右差はあるか，⑤意識レベルはどうか，⑥顔色や脈はどうか，⑦チアノーゼを起こしていないか（息をとめていないか），⑧舌はかんでいないか，⑨口がもぐもぐ，ぺちゃぺちゃしていないか，などである。医師に連絡しなければいけない状態は，5分以上のけいれんの持続または意識が戻らないうちに何度かけいれんを起こす場合とチアノーゼを起こしている場合である。

■ 参考文献

1) 大熊輝雄：欠神発作，臨床脳波学　第5版，医学書院，p200-208
2) 日本標準商品分類番号871123：トリクロリールシロップ10％，2017年3月改訂（第13版）

2. 大脳誘発電位

ここでは臨床で最も利用されているABRについて述べる。ABRの波形成分と起源はBuchwaldら[1]，1977年Stockardら[2]，Hashimoto[3]らなどから，さまざまな報告がされている。それぞれにわずかな違いはあるものの，Ⅰ波の成分は蝸牛神経，Ⅱ波の成分は蝸牛神経核，Ⅲ〜Ⅴ波は脳幹由来であることは共通している。聴力が正常範囲であり，意識が清明であるならばABRが消失することはない。

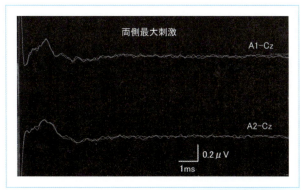

図1　56才男性。蘇生に成功した心停止。Ⅰ波の後方に再現性を有する小さな波形が出現している。（両側同時刺激105dBnHL）

第2章 生体検査パニック値（像）の運用指針－波形解析系

したがって，ABRの消失は難聴もしくは，すでに重篤な状態に陥っていることを意味する。よって，ABRの結果をパニック値として報告しなければならない状況は，ABRの消失ではなく，法的脳死判定時にABRのⅠ波以降が認められた場合である。ABRのⅠ波は末梢神経由来のため，脳死状態でも出現することがある。しかし，脳死状態では脳幹に存在する蝸牛神経核以降の反応は認めない。法的脳死判定時にⅡ波以降が認められた場合（図1）は法的脳死判定が中止となるため，速やかに報告しなくてはならない。

■ 参考文献

1) Buchwald JS, Huang CM: Far-field acoustic response; Origin in the cat. Science 189: 382-384, 1975
2) Stockyard JJ, Sharbrough FW, Stockard JE: Detection and localization of occultiesions with brain stem auditory response. Mayo Clin Proc52: 761-769, 1977
3) Hashimoto I, Ishiyama Y, Yoshimoto T, et al: Brainstem auditory-evoked potential recorded directly from human brain stem and thalamus. Brain 104: 841-859, 1981

3. 神経伝導検査

糖尿病患者の増加により合併症の神経障害の検査として神経伝導検査の依頼が増加した。特に糖尿病の教育入院患者ではこの検査はカリキュラムに含まれている。

(1) 緊急，クリニカルアラート
①脱力，感覚障害を伴う脱髄所見

運動神経伝導検査（MCS），感覚神経伝導検査（SCS）にて複合筋活動電位，感覚神経伝導検査にて，時間的分散（temporal dispersion）（図1），F波消失所見（図2）などが得られた場合はギラン・バレー症候群（急性脱髄性炎症性多発神経炎：GBS）も鑑別にあがるため，依頼医に連絡を行う必要がある。GBSの症状が進行すると神経原性の呼吸筋麻痺など重篤な状態に至る可能性がある。

引用）神経伝導検査と筋電図を学ぶ人のために 第2版，木村淳，幸原伸夫，医学書院

2. 神経生理系パニック値（脳波　神経伝導検査　誘発電位）

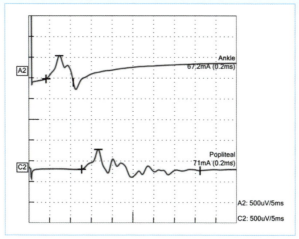

図1　脛骨神経運動神経伝導検査の複合筋活動電位における時間的分散

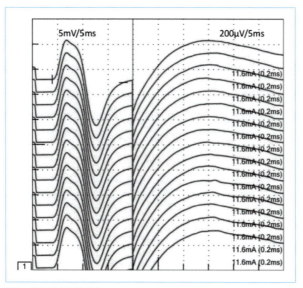

図2　正中神経F波消失

②低血糖症状

　糖尿病患者，特に高齢者やインスリンを使用している患者に多くみられるのが低血糖症状である。個人差はあるが，一般的に血糖値が70mg/dl以下になると自律神経の反応による症状が出現する。さらに血糖値が50mg/dl以下になると中枢神経にまで影響し意識障害が出現することがある。異変に気づいたらすぐ血

糖値を測定できるように自己血糖装置（SMBG）を準備しておく。60mg/dl以下の低血糖は緊急性があり，医師に連絡し緊急処置が必要である。

症例1：入院患者であり，検査開始前より低血糖症状になると話していた。検査中，発汗，動悸，手指の震えが出現し低血糖の訴えあり，SMBGで血糖測定し病棟に連絡して医師を呼んだ。

症例2：外来患者であり，予定時間の1時間前に来院し検査時間まで待った。お昼時であり昼食をとっていなかった。検査開始時は良かったのだが，体位変換を指示したところ反応がなく，医師を呼んでSMBGで血糖値を測定した。

【平衡機能検査】

　めまいの発作が生じている場合は，簡易的な検査しかできない。発作時の眼振の度合いや方向など確認するにも患者の協力が必要になってくる。発作後落ち着いてからの検査によっても発作を起こしたり自律神経症状がでてきたりする場合があるため，患者の観察は必要である。

準緊急：検査中の突然のめまいの発作

　検査開始時にはめまいがおさまっていても検査によりめまいを誘発させてしまうことがある。発作後短時間でふらつきが残っている場合，耳鳴りや耳閉感（ともに多くは一側）が増強したり体位の変化によってめまい感が出現したりする。また同時に自律神経症状（嘔吐，動悸，冷や汗，便意，手足の冷えやしびれなど）が出現する場合もある。こういった場合は検査を一時中断し，医師に連絡する。

　以前，検査開始のためベッドに寝た途端，回転性めまいが出現し便意を催し排便しながら，医師が頭位眼振検査をした経験がある。

　PSG検査は睡眠中の無呼吸有無，心拍変動，心電図変化，酸素飽和度（SpO_2）の変化や睡眠中の異常行動を捉える検査である。最近では夜間におきるてんかん発作（無呼吸てんかんを含む）も捉えることが多くなってきた。緊急時に備えて気道確保や心臓マッサージなどの心肺蘇生法を行えるようにしておかなければならない。

2. 神経生理系パニック値(脳波　神経伝導検査　誘発電位)

■ 参考文献

1) 平衡機能検査法 3. 検査のすすめ方：平衡機能検査の実際，日本平衡神経学会　編，p87-91，1994
2) ポリソムノグラフィ(PSG)検査

準緊急～緊急所見：不整脈—種類によっても対応が違う

単発の心室性期外収縮やⅡ度房室ブロックでは検査を続行しても良いが，心室頻拍や心室細動では持続するもの，意識の低下を伴うもの，血圧低下を伴う場合は緊急の対応が必要になってくる。場合によっては検査を中断し医師による気道確保や除細動器による除細動も必要になる。詳細は循環器を参照。

準緊急～緊急所見：けいれん

てんかんによるけいれんや不整脈時のけいれんもある。てんかんのけいれんにおける対応は脳波を参照のこと。不整脈の場合は，意識や血圧などのバイタルサインを確認して，ただちに医師に連絡し緊急処置が必要である。詳細は循環器を参照。

準緊急～緊急所見：ねぼけ，夜驚，パニック，REM睡眠行動異常

上記の疾患は，症状の出現する睡眠段階の違いや錯乱の有無などの鑑別のためPSG検査が必要となる。検査中に問題になるのは異常行動である。患者は検査中に行動を起こすので機器の破損や患者自身の転倒，打撲，外傷に注意が必要である。そのため画像モニター監視が必要となり，場合によっては医師に連絡する。

緊急所見：動脈血酸素飽和度(SpO$_2$)低下

基礎疾患がなく睡眠時無呼吸症候群を対象としたPSG検査では，SpO$_2$の低下があっても一時的なもので必ず回復してくる。しかし，基礎疾患として心疾患，呼吸器疾患があり，それぞれ心不全や呼吸不全のある場合は，持続的なSpO$_2$低下を認める。呼吸困難や起座呼吸などの症状が認められる場合は，検査を中止して医師に連絡し緊急処置が必要である。

4. 術中神経モニタリング (Intraoperative monitoring ; IOM)

手術時の神経機能の監視および神経の位置の同定を主目的とする。モニタリング中は手術により,刻々と変化する神経機能をリアルタイムで術者に報告しなければならない。よって,速やかに報告という概念ではほぼすべてが当てはまる。しかしながら,突然の波形の消失や急激な振幅の低下は,手術操作により差があるものの,急激に神経機能が低下している場合が多く,特に注意が必要である。ここではIOMに多く利用されるSEP, MEP, ABRについて述べる。

(1) SEPモニタリング
【目的】

SEPは末梢神経を電気刺激し,頭皮上で誘発される反応を記録する。主に脊髄後索を上行する感覚神経および大脳皮質感覚野の機能を反映する。その神経経路の物理的損傷および虚血による機能障害が予測される場合に選択される。

【適応例】

CEA(頸動脈内膜剥離術):内頸動脈は動脈硬化が起きやすく,狭窄が強くなると脳梗塞のリスクが増加する。図1は右内頸動脈内膜剥離術中の血流遮断に一致して,一過性にN20の振幅が低下した症例である。CEAでは総頸動脈の血流を確保するため,ほとんどの症例で総頸動脈に内シャントを挿入する。内シャン

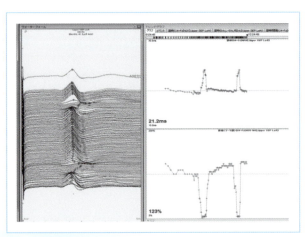

図1　70才男性　右内頸動脈狭窄症
　　　血流遮断に一致してN20の振幅,潜時が急激に変化している。

トの挿入時および抜去時は総頸動脈の血流を一時的に遮断する必要がある。側副血行路の発達が不十分な症例では健側からの十分な血液供給が行われず，患側の大脳皮質に広範囲な虚血が生じる。またMEPと同時記録することで，信頼性が向上する。

【SEPモニタリングのクリニカルアラート例（CEA）】
N20の振幅が50％以下になった時　→注意　遮断の早期解除を促す
　　　　　　　　　　　　　　　　→注意　シャント内洗浄を行う

(2) MEPモニタリング
【目的】
　MEPは経頭蓋もしくは脳表を直接電気刺激することで，大脳を刺激し錘体路を下降する運動神経経路を評価することができる。その神経経路の物理的損傷および虚血による機能障害が予測されるときに選択される。またモニタリングの対象によって刺激方法が異なることにも注意する。

【適応例：脳神経外科領域】
刺激電荷量の設定

　少しずつ電圧（電流）を上げていくと単シナプス由来と思われる弱いMEPが確率は悪いが出始める。（閾値刺激）複数個のMUPでMEPを見たいため閾値刺激より10％の電圧（電流）を上げる（閾値上刺激）。

　図2は左STA-MCA吻合術中に一過性にMEPが低下した症例である。閾値上刺激のため，片側にのみMEPが導出されている。テンポラリクリップによる一時的な血流遮断に一致してMEPの振幅低下が認められた。

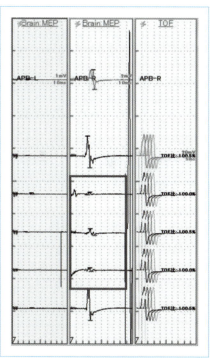

図2　68才男性　左内頸動脈閉塞症
　　　TOFは保たれているが，MEPの振幅が低下している

【MEPモニタリングのクリニカルアラート例（STA-MCAバイパス術）】
振幅が50％以下になった時　→注意　遮断の早期解除を促す。

【適応例：整形外科領域】
刺激電荷量の設定
　刺激はMEPが明瞭に記録できる電圧（電流）を用いる。また，複数回繰り返して刺激することで振幅が増大することもある。
　図3は頚部後縦靭帯骨化症の後方固定術の症例である。スクリュー挿入時に左総指伸筋，左母指外転筋に限局してMEPの振幅低下が認められた。スクリュー挿入時におけるMEPの急激な振幅低下や波形の消失は脊髄損傷や神経根損傷が示唆される所見である。運動障害や感覚障害，慢性疼痛など術後合併症を増悪させる可能性が高く，速やかな報告が必要である[1]。

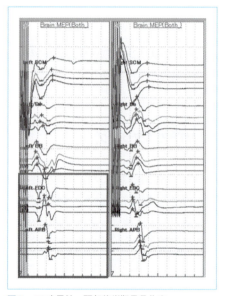

図3　52才男性　頚部後縦靭帯骨化症

【MEPモニタリングのクリニカルアラート例（頚椎後方固定術）】
MEPの振幅が30％以下になった時　→注意　スクリューの挿入位置の確認
MEPの振幅が消失したとき　　　　→警告　スクリューの抜去，再挿入

【適応例：心臓血管外科領域】
・胸腹部大動脈瘤
　MEPは偽陽性が多く，特に重要な因子は麻酔薬，体温，部分体外循環である。体温33～34℃，人工心肺使用（F-F bypass）下に胸部下行大動脈の人工血管置換術を行う。この際にアダムキュービッツ動脈（artery of Adamkiewicz）の虚血により対麻痺が頻度の高い合併症として知られている。
①送血側のMEPは低下しやすい（送血管を大腿動脈にカニュレーションを行うと末梢は虚血になることによりMEPは見かけ上は低下する）
②送血側の反対でMEPの出現がなくなった場合（低下というよりは出るか出な

いか）刺激電荷量を上げる（内容：刺激幅，トレイン数，電圧値（電流値），刺激頻度を下げる）。脊髄虚血によって上肢筋でMEPが下がることはないので陽性コントロールとしておく。

③急激な血圧低下，低体温（深部温28〜30℃），ガス麻酔の使用があればMEPが出現しない時間があり，モニタリングが不可な背景があることを臨床医に鑑別として伝えることも必要である（図4）。

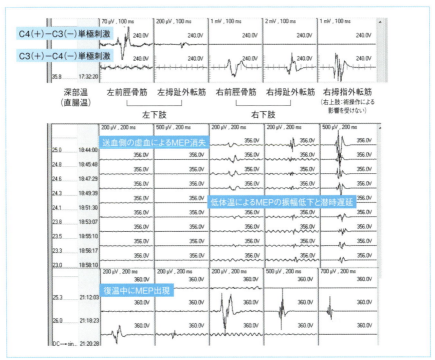

図4　MEPの継時的変化：本症例は術後に対麻痺なし

(3) ABR モニタリング
【目的】
　腫瘍性病変：小脳橋角部腫瘍，聴神経腫瘍など聴神経（蝸牛神経）の病変，および小脳を牽引することで聴覚機能障害が合併する可能性があるときに行う。

【適応例】
　MVD（微小血管減圧：ジャネッタの手術：脳動脈と脳神経が接触することにより，脳神経症状を呈する病態である（図5）。脳神経VII番（顔面神経）と動脈の接

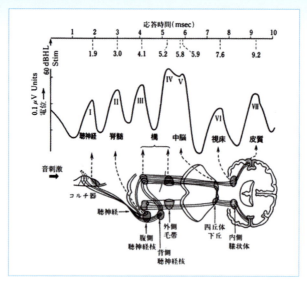

図5 聴誘発反応の各波とその起源（Stockardら）

触があれば片側顔面けいれん（HFS：hemi facial spasm）という病態に至り，脳神経IX（舌咽神経）と動脈の接触があれば舌咽神経痛という病態に至る．また，脳神経V番と動脈の接触があれば三叉神経痛という病態を発症する．この際に脳ベラや吸引管などで小脳を牽引しREZなどに到達し，血管と神経を剥離するが小脳を牽引する操作時に，聴神経を接線方向に牽引することが起こると聴覚機能障害が術後に残存することがあるため，ABRモニタリングを併用する．

【ABRモニタリングのクリニカルアラート例（MVD）】
①V波潜時が1.0ms以上延長した時　→注意　圧排の方向，牽引の強さの変更
②V波潜時が1.5ms以上延長した時　→警告　牽引解除，生理食塩水，人工髄液
　　　　　　　　　　　　　　　　　　　を術野に充満しABRの観察のみを行う
③V波振幅が50％以下になった時　→警告　牽引解除，生理食塩水，人工髄液
　　　　　　　　　　　　　　　　　　　を術野に充満しABRの観察のみを行う
④I波の二峰化など形状の変化の再現性が認められた時　→注意　圧排の方向，
　　　　　　　　　　　　　　　　　　　　　　　　　　　　　牽引の強さの変更
⑤①～④の事象により潜時，振幅が回復し変化がプラトーになった時点をコントロールとし手術を再開する

（田中隆一，脳神経外科手術のための電気生理モニタリングp95-97，西村書店より改変）

IOMは歴史が浅く，確固たるエビデンスが存在しない領域も多い。そのため，施設間で方法や判断基準に違いがあることも事実である。例えば術中に血管損傷などによる急激な血圧低下など循環不全や不動化目的の筋弛緩剤の投与を麻酔科医が行うことがある。これらはIOMの波形に変化を来たす原因となる。したがって，各施設において外科医，麻酔科医，臨床検査技師の信頼関係が重要であり，IOMの担当者は得られた波形の評価に対して即座に可能性と根拠を示す能力が求められる。

評価のポイントとして下記の点に注意することが重要であると考える。
1）再現性を確認する
2）経時的な変化であるのか（傾向を見る）
3）複数の項目や方法で変化を確認する
4）MEPでは最大振幅50％低下は「注意」

これらのポイントについて手術前にカンファレンスやブリーフィング，タイムアウトを行い，合併症による影響を受ける項目や変化のパターンを想定することで，IOMの正確度，精度，信頼度，限界などの情報を共有しておくことが大切である。

■ 参考文献

1）術中脊髄モニタリングの実際とアラームポイント－脊椎脊髄病学会モニタリング委員会による他施設調査－　松山幸弘ら：臨床脳波vol.51 no.5. 2009. 5 p286-p291

波形解析系　全体統括

小宮山　恭弘
森ノ宮医療大学大学院

ワーキング委員

髙橋　修
慶應義塾大学医学部
リハビリテーション医学教室

佐々木　一朗
神戸市立医療センター中央市民病院
臨床検査技術部

石郷　景子
大垣市民病院医療技術部診療検査科
生理機能室

杉山　邦男
東邦大学医療センター大森病院
臨床生理機能検査部

3 呼吸器系パニック値
（呼吸機能検査　スパイロメトリー）

はじめに

　パニック値 panic value, critical value とは，「生命が危ぶまれるほど危険な状態にあることを示唆する異常値で，直ちに治療を開始すれば救命しうるが，その診断は臨床的な診察だけでは困難で検査によってのみ可能である」と定義される[1]。検体検査においては，日本臨床検査自動化学会[2]，日本臨床検査医学会[3]などから，パニック値／緊急報告値として提示されているが，生理検査については明示されていない。そのため，生理検査におけるパニック値（患者急変）の認識は，各施設および検者においてバラつきがあり，その統一化が必要と考えられる。本項では，生理検査における呼吸機能検査領域の患者急変時の対応について，各施設・検者による認識の統一化を図るべく，パニック値（患者急変）の設定，関連する疾患と症状，その対応について解説する。

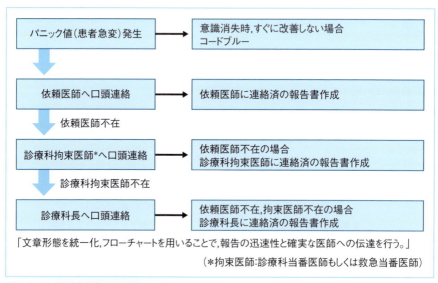

図　パニック値（患者急変）の報告フローチャート

1. リスク層別化とその対応

　呼吸機能検査は患者が最大限の努力を行い，患者の呼吸の状態を数値化，グラフ化するものである。医師は患者の状態を把握し検査依頼を行い，検査技師は患者の状態を常に観察しながら検査を進めているため，患者急変時をもって "緊急所見"，"準緊急所見" に分類することになる。検査結果の数値や波形から緊急報告をする事例についても準緊急所見として分類した。

(1) "緊急所見"：症状を伴い，呼吸機能検査の続行が困難な場合

　呼吸機能検査において緊急所見に該当する事例は，検査中に患者が胸痛を訴えた場合である。努力呼出を契機に胸痛が起きた場合は，狭心症（angina pectoris：AP）や心筋梗塞（myocardial infarction：MI）を念頭に置かなければならない。患者は高齢者が多く，リスクがあることに細心の注意を払う必要がある。特に心筋梗塞の場合は，命が危ぶまれる状態であり，検査中に意識が低下した場合など，直ちに医師に連絡をするべきである。

　狭心症は心筋梗塞の前段階であり，同様の対応が望まれる。どちらも検査を続行するか中止するかの判断は医師が行う。

　その他，努力呼出において胸腔・腹腔内圧の変化に伴う自律神経の関与により致死性不整脈，大動脈瘤解離・破裂，脳血管障害の増悪などが起こりうる。これらの発生が疑われる場合は緊急所見として取り扱う。

(2) "準緊急所見" − 1：症状を伴い，検査の続行に注意が必要な場合

　呼吸機能検査中に意識を消失した場合である。酸素欠乏性失神発作[4]といい，呼出努力が強く，長い時間呼出を続けると，一過性に脳が虚血状態となり意識が一瞬消失する。ほとんどの場合，すぐに意識は戻り，数分後には検査可能な状態となる。採血時などのVVR（血管迷走神経反射）とは異なり，意識の回復は早い。しかし，最大限の呼出努力を必要とする検査であり，再び意識の消失が引き起こされる可能性があるため注意が必要である。場合によっては医師に連絡し，検査続行の可否について判断を仰ぐ。

　気管支喘息患者においては，努力呼出をすることで気管支平滑筋が刺激を受け，発作が誘発される場合がある。発作が起こった場合は，その程度に関わらず医師に連絡し，検査続行の可否について指示を仰ぐ。また，気管支平滑筋が収縮し，気管支の狭窄が起きたままの状態では危険であり，直ちに医師の診察が必要であ

る。

また過換気症候群と判断される場合もこれらに準ずる。

(3) "準緊急所見"−2：症状を伴うが，検査の続行が可能な場合

酸素吸入をしている患者の呼吸機能検査をする場合，動脈血酸素飽和度（SpO_2）の変化に注意しなくてはならない。パルスオキシメータを装着し，努力呼出時の変化を見ながら検査を行うことが重要である。患者はSpO_2が低下しても症状を訴えることが少なく，ほとんどの場合，無症状である。肺拡散能検査では少なくても検査5分前に酸素吸入をはずし，空気呼吸下で検査を実施することが望ましい[5]とされているため特に注意が必要である。一般的には，SpO_2が80%以下になるようであれば回復を待って検査を行う。

(4) "準緊急所見"−3：検査結果の数値や波形から，医師への連絡が必要な場合

初回の検査において極端な低肺機能であり，症状を伴う場合はできるだけ早く医師へ連絡する必要がある。特に手術前検査の場合は，手術の可否に大きく影響するからである。

また，特発性間質性肺炎において，前回の検査値から10%以上の肺活量の低下を認めた場合は，急性増悪を示唆しており，予後不良である[6]ためできるだけ早く医師へ連絡するべきである。

これらの事例は準緊急所見として扱うが，それぞれの程度については各施設で十分検討し，決定することが求められる。

2. 各リスク別のパニック値（患者急変）

(1) "緊急所見"

①心筋梗塞

呼吸機能検査において，胸痛を訴えた場合は基礎疾患などのリスク確認と同時に医師へ連絡する必要がある。検査中に意識が低下した場合は，コードブルーの対応が求められる。胸部違和感，左腕放散痛，背部痛などについても注意を要する。

②狭心症

心筋梗塞の前段階であり，対応は心筋梗塞と同様である。

なお，心電図所見については循環器領域を参照のこと。

③その他，致死性不整脈，大動脈瘤解離・破裂，脳血管障害の増悪などが示唆される場合は緊急所見として対応する。

(2)"準緊急所見"－1
①酸素欠乏性失神発作
　多くは一過性のもので，安静呼吸を繰り返すことで意識は回復する。閉塞性換気障害，特に，もともと慢性呼吸不全で肺胞低換気の状態である肺気腫患者にみられることが多い。患者に聞いても「大丈夫です」という返事が返ってくる。SpO_2の変化と，患者の様子を観察しながら検査を行う。しかし意識の改善が乏しい場合や，回復に時間を要する場合などは医師への連絡が必要である。改善されない場合は自然気胸，種々の不整脈などを併発している可能性が考えられる。

　以下に示した症例は，呼吸機能検査中（フローボリューム曲線測定）に一過性の意識消失がみられたものである。検査は肺活量の測定を1回，フローボリューム曲線も1回で終了した。

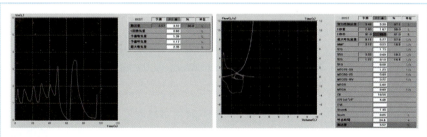

【症例】
65歳男性。消化器外科の術前検査目的で肺活量およびフローボリューム曲線の測定が依頼され，検査を施行した。

喫煙歴：20本/day×40年

％肺活量は99％と良好であったが，呼出に時間を要した。フローボリューム曲線施行時に一過性の意識消失発作が生じた。声掛けをすると速やかに意識は回復した。

本症例の患者は喫煙歴が長く，呼出時間が延長していた。検者は最大呼出を得るために，計測画面を注視して呼出を誘導し続けたことにより，患者に過度な負荷がかかってしまった。意識消失の原因として，閉塞性換気障害に伴うSpO_2の低下，もしくはフローボリューム曲線測定時の一連の強制呼出動作に伴う静脈還流量の低下による失神が考えられた。呼出時間が24.8秒と長く，途中意識レベルが低下したためか，最後まで呼出できていない様子が読み取れる。

②喘息発作の誘発

最大呼出努力を行うことで気管支平滑筋が刺激を受け，気道の狭窄が起こり気管支喘息を誘発する可能性がある。速やかに担当医師に連絡し，症状の程度や検査続行の可否について判断を仰ぐ。できれば事前に患者情報を入手し，患者の様子を観察しながら検査を行う。また，過換気症候群についても注意が必要である。

(3) "準緊急所見" － 2
①酸素飽和度の低下

酸素飽和度は，常に低下している場合と，動作時に低下する場合がある。常に低下している場合，医師は患者の状態を認識したうえで呼吸機能検査を依頼している。しかし，動作時の低下については予測が難しく，特に最大呼出努力を行う場合は低下の程度の予測ができない。基礎疾患に肺気腫などが存在している場合は特に注意が必要である。検査中に何らかの症状を訴えた場合はSpO_2を確認するとともに医師に連絡し，検査続行について判断を仰ぐ。

(4) "準緊急所見" － 3

極端な低肺機能所見の場合はできるだけ早く医師への連絡が必要であるが，前回データがあり，同程度であれば連絡の必要はない。あくまで初回の検査データの場合に限定される。ただし，"低肺機能"と判断する基準についての詳細な報告はなされていないため，各施設で臨床との協議を行い決定すべきである。

特発性間質性肺炎の進行度の評価方法[6]として，6カ月から12カ月以上の期間にTLCまたはVCが10%以上増加していれば改善傾向であると判断できる。反対に10%以上の低下があれば急性増悪の所見で，予後不良であると判断されるため，早めの報告が望ましい。

3. 呼吸器系パニック値 (呼吸機能検査 スパイロメトリー)

表 呼吸機能検査におけるパニック値 (患者急変) とその対応

	パニック値 (患者急変)	対応
緊急所見	①心筋梗塞 ②狭心症 ③致死性不整脈，大動脈瘤解離・破裂，脳血管障害の増悪	①②③ともに医師に連絡し，判断を仰ぐ 可能であれば心電図モニタの装着やSpO$_2$の確認を行う 診察，治療は医師が行う 意識低下時はコードブルーの要請が必要である
準緊急所見－1	①酸素欠乏性失神発作 ②気管支喘息発作の誘発 ③過換気症候群	①一過性の失神の場合，検査続行の可否を医師に尋ねる ②発作の程度に関わらず医師に連絡し検査続行の可否の判断を仰ぐ ③早急に医師へ報告し判断を仰ぐ
準緊急所見－2	①動脈血酸素飽和度低下	①意識レベルの低下や，息苦しさなどの訴えがあれば医師に連絡し判断を仰ぐ SpO$_2$の確認を行う
準緊急所見－3	①極端な低肺機能結果 ②特発性間質性肺炎の急性増悪	①②ともに，できるだけ早く医師へ報告する

■ 参考文献

1) Lundberg GD. Lab Observer 9: 27-34, 1977

2) 日本臨床検査自動化学会科学技術委員会. 極端値・パニック値対応マニュアル. JJCLA 30 (Suppl.1) , 2005

3) 日本臨床検査医学会ガイドライン作成委員会. 臨床検査のガイドライン JSLM2012. 検査値アプローチ／症候／疾患. 2012.

4) 宮里逸郎.肺機能検査：Medical Technology. Vol26.No2. (1998.2) 127-130

5) 日本呼吸器学会肺生理専門委員会：呼吸機能検査ガイドライン：メディカルビュー社. 2004

6) 猪俣稔他「間質性肺炎に対する臨床生理学的アプローチ」：医学のあゆみ. Vol.224, No11, 987-990 (2013)

第2章　生体検査パニック値（像）の運用指針－波形解析系

波形解析系　全体統括

小宮山　恭弘
森ノ宮医療大学大学院

ワーキング委員

上ノ宮　彰
昭和大学病院
臨床検査室

沖　都麦
神戸大学医学部附属病院
臨床検査部

オブザーバー

上田　真喜子
森ノ宮医療大学大学院

増山　理
兵庫医科大学
循環器内科

羽生　大記
大阪市立大学大学院
生活科学部

岡庭　信司
飯田市立病院
消化器内科

光本　保英
大阪府済生会吹田病院
消化器内科

第3章

生理検査パニック値（像）の運用指針

画像解析系

1. 循環器系（心臓超音波検査）
2. 血管系（頸部血管超音波　下肢血管超音波）
3. 腹部系（上腹部超音波　消化管超音波　泌尿器超音波　婦人科超音波）

1 循環器系
（心臓超音波検査）

心臓エコーパニック値（像）

定義：急変の可能性が高く，診断した時点で緊急に医師への連絡が必要な像。

1. 大動脈解離

🔊 超音波診断

・大動脈内に剥離内膜を認める。特に上行大動脈内に剥離内膜を認めた場合（Stanford分類 A型）は緊急手術の適応となる。

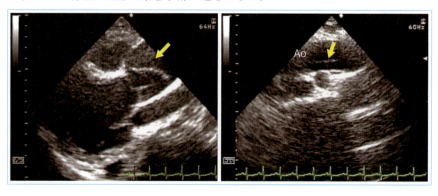

✅ チェックポイント

・合併症の有無
　心嚢液（心膜液ともいう）貯留→心タンポナーデの有無
　左室局所壁運動低下（解離による冠動脈の閉塞）
　大動脈弁逆流

1. 循環器系（心臓超音波検査）

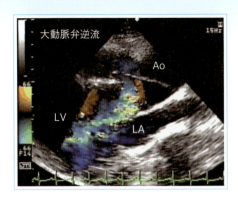

> **ワンポイントアドバイス**
- 胸背部痛，失神などの神経症状，（急性）心不全症状を認める場合は大動脈解離を疑ってみる。
- 大動脈解離を疑うも大動脈内に剥離内膜を認めない場合は頸動脈もチェックしてみる。
  急性期の剥離内膜は低エコーに描出されることが多いため，少しゲインを上げて観察する。

2. 急性冠症候群（ACS）

超音波診断
- 冠動脈支配領域に一致した壁運動異常

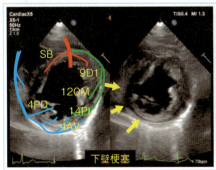
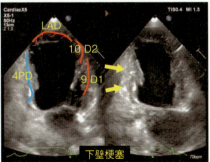

第3章 生体検査パニック値(像)の運用指針－画像解析系

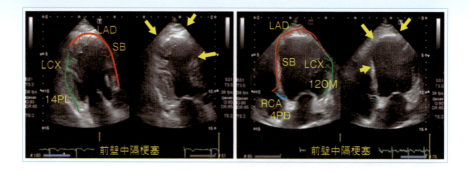

✅ チェックポイント

・壁運動異常の範囲と程度
・特に前壁中隔から側壁にまで及ぶ壁運動低下に注意(左冠動脈主幹部病変)
・壁厚の観察(急性・陳旧性の見きわめ)
・前回壁運動との比較
・大動脈解離の有無(続発性の心筋梗塞を除外)
・たこつぼ心筋症との鑑別
・合併症の有無

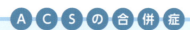

(心室中隔穿孔)
LAD梗塞：心尖部四腔断面で心室中隔心尖部asynergyとの境界部に好発
RCA梗塞：左室短軸基部断面で下部心室中隔のasynergyとの境界部に好発

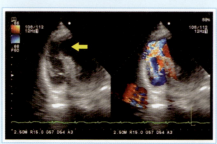

（乳頭筋断裂）
・高度MR・断裂した腱索先端のmass様エコー・左室過収縮（頻拍）
（左室穿孔：oozing型）
・LCX梗塞で好発・混濁した心嚢液・少量の心嚢液でcollapse（RV）

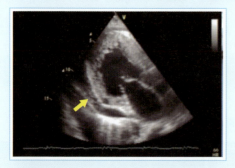

（右室梗塞）
・下壁梗塞を認めた場合は必ずチェック。

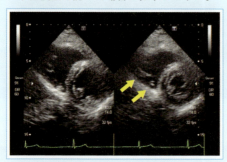

（心腔内血栓）
・特に心尖部をチェック。ゲイン，フォーカスを調整。

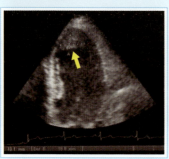

> **ワンポイントアドバイス**
> ・右室の観察には心窩部からのアプローチも有効である。
> ・心尖部の所見は見落としやすいため，多断面を駆使し，真の心尖部（もしくは真に近い心尖部）を観察することが重要である。高周波プローブを使用することも有効である。

3. 肺血栓塞栓症

超音波診断
・右心負荷所見（右室拡大，心室中隔の扁平化と左室側への圧排）

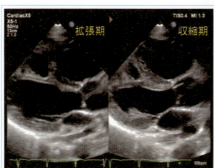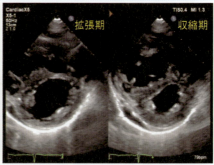

・右心系に異常構造物（塞栓源を疑う直接所見）を認めることもある。

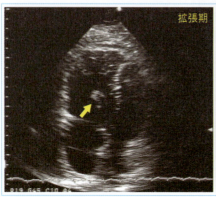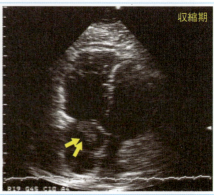

1. 循環器系（心臓超音波検査）

✓ チェックポイント
・右室の壁運動評価（McConnel徴候の有無）
・短絡疾患の除外
・下肢静脈エコー検査にて血栓検索

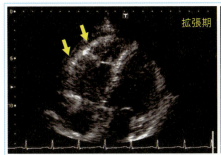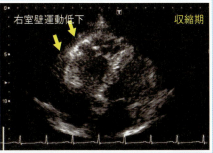

⚠ ワンポイントアドバイス
・右心系の観察には心窩部アプローチや右側臥位でのアプローチも有効である。
・TRの重症度とPA圧は必ずしも相関しないため，積極的にTRの最高速度の計測を試みる。
・TRの縮流部を描出しフォーカスポイントをやや遠位に設定するとピークを捉えやすくなる。

4. 人工弁機能不全（弁座の離開）

超音波診断
・弁座の動揺（過大運動）
・弁周囲逆流を認める

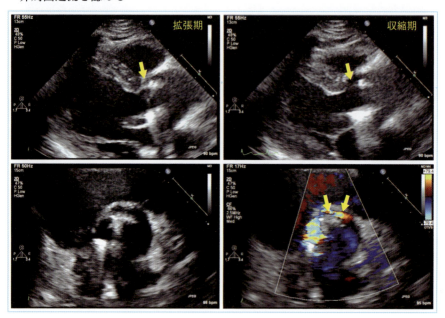

チェックポイント
・前回所見との比較
・弁および弁周囲の異常構造物（特にvegetation，abscess）の有無

ワンポイントアドバイス
・人工弁症例はアーチファクト（音響陰影，多重反射，サイドローブなど）が多いため，多断面からの観察が必須である。
・弁周囲逆流を疑う場合は多断面を駆使し，吸い込み血流（動脈弁位では動脈側，房室弁位では心室側）の有無を観察する。

1. 循環器系（心臓超音波検査）

5. その他

・検査中の患者急変時（躊躇せずに医師に連絡）
・初回検査で著明な血行動態の低下を認める場合（心室収縮能低下，心タンポナーデ等）

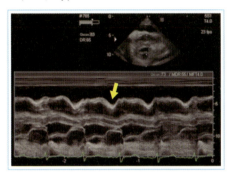

☞ 心タンポナーデ：右室の虚脱（右室自由壁の拡張早期陥凹）を認める。
　心タンポナーデは心嚢液の量よりも貯留する速度に依存する。

・依頼医師の予測に反した所見を認めた場合（感染性心内膜炎，腫瘤等）
　→医師と十分にコミュニケーションを取っておくことが必要

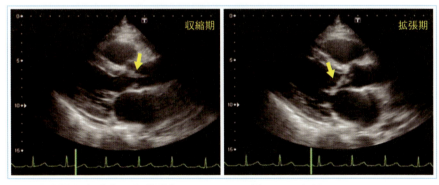

☞ 感染性心内膜炎：大動脈弁にvegetation様エコーを認める。

・前回検査時と大きな乖離がある場合
・心電図モニターで重篤な所見を認める場合

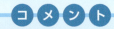

- 救命処置のとれる体制を構築しておくこと。
- 定期的に救命処置法(心肺蘇生法)を受講しておくことが望ましい。
- 検査時に第一発見者として遭遇する可能性があることを常に意識しておくこと。
- 危急の疾患を見逃すことがないように幅広い知識と検査手技の研鑽を怠らないこと。
- 危急の疾患に遭遇した後の症例検証および検査室内で情報共有をしておくこと。
- ＊上記，超音波技術の精度保証の維持，確立に努めること。

画像解析系　全体統括

脇　英彦
森ノ宮医療大学大学院

ワーキング委員

藤田　晋一	住田　善之	田中　益水
山陰労災病院 中央検査部	国立病院機構京都医療センター 臨床検査科	兵庫医科大学病院 超音波センター

北出　和史		井上　太
大阪警察病院 臨床検査科		明和病院 臨床検査部

オブザーバー

上田　真喜子	増山　理	羽生　大記
森ノ宮医療大学大学院	兵庫医科大学大学院 循環器内科	大阪市立大学大学院 生活科学部

山本　一博	岡庭　信司	光本　保英
鳥取大学大学院 循環器内科・内分泌代謝内科	飯田市立病院 消化器内科	済生会吹田病院 消化器内科

2. 血管系 (頸部血管超音波　下肢血管超音波)

② 血管系
（頸部血管超音波　下肢血管超音波）

はじめに

パニック値 panic value, critical value とは，「生命が危ぶまれるほど危険な状態にあることを示唆する異常値で，直ちに治療を開始すれば救命しうるが，その診断は臨床的な診察だけでは困難で検査によってのみ可能である」と定義される[1]。検体検査においては，日本臨床検査自動化学会[2]，日本臨床検査医学会[3]などから，パニック値／緊急報告値として提示されているが，生理検査については明示されていない。そのため，生理検査におけるパニック値（像）の認識は，各施設および検者においてバラつきがあり，その統一化が必要と考えられる。本指針では，生理検査における血管領域の画像診断系検査（主に超音波検査）において，各施設・検者による認識の統一化を図るべく，パニック値（像）の設定，関連する疾患と症状，その対応について解説する。

1. リスク層別化とその対応

頸動脈超音波検査では，血管の解剖学的評価と血流評価がリアルタイムに行えることから，患者の症状・状態と合わせて緊急度を判断することが可能である。そこで検者としては迅速な対応が必要であるのか，直ちに医師に連絡すべき所見であるのかなどを判断しなければならない。急変する可能性があり，直ちに対応が必要な所見を "緊急所見"，検査終了後，速やかに連絡が必要な所見を "準緊急所見" と定義する。

(1)"緊急所見"：急変する可能性があり，直ちに対応が必要な所見

頸部血管領域で緊急を要する病態としては頸動脈解離，血栓による急性閉塞があげられる。頸動脈解離は大動脈から解離が波及する場合と，外傷性や特発性に発症する頸動脈原発性解離の場合があり，病態によっては緊急に外科的治療となる可能性がある。血栓による急性閉塞では血栓溶解療法など早急に治療を要する

67

場合がある。ともに直ちに医師に連絡すべき所見である。

(2)"準緊急所見"：検査終了後，速やかに医師へ連絡が必要な所見
　即座に急変する可能性は高くはないが，検査結果次第では検査終了後に医師に指示を仰いだほうがよいと思われる病態として，頸動脈瘤，動脈炎（高安動脈炎，巨細胞性動脈炎など），注意すべき（要注意）プラークの存在などがあげられる。

2. 各リスク別のパニック値（像）

(1)"緊急状態"
①頸動脈解離
　真腔および偽腔の二層構造，flapの存在，偽腔内血流の有無，壁在血栓，entry・re-entryの評価などが重要となる（図1）。頸動脈解離を疑った場合は，積極的に腕頭動脈，鎖骨下動脈，さらに大動脈弓部まで観察する。一方，頸動脈原

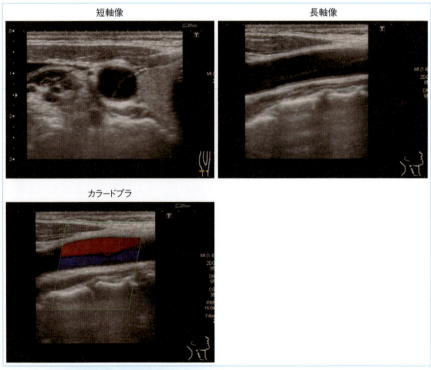

図1　頸動脈解離

2. 血管系（頸部血管超音波　下肢血管超音波）

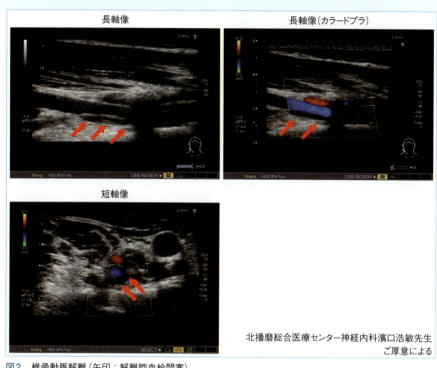

図2　椎骨動脈解離（矢印：解離腔血栓閉塞）

発の動脈解離は分岐部の1〜2cm末梢の内頸動脈で発症することが多い。動脈硬化性変化に乏しいにも関わらず，頭蓋内外内頸動脈の高度狭窄や閉塞を認め，塞栓性機序が否定された場合は内頸動脈解離の可能性が高い。

②**椎骨動脈解離**（図2）
　頭蓋外椎骨動脈解離については，有意な動脈硬化性病変を認めない症例において，めまいや頭痛および頸部痛の訴えがあり，横突起間の椎骨動脈に限局性拡張や壁内血腫を見つけた場合，または，螺旋状の血流が見られた場合などは椎骨動脈解離が疑われる短軸走査にてダブルルーメン像が見られる場合もある。超音波検査は，偽腔の血栓閉塞までの病態変化が観察できるため，経過観察には有効である。また，頭蓋内椎骨動脈解離の場合は，椎骨動脈遠位部の血流波形が狭窄または閉塞パターンを呈するため，経過観察には血流波形の改善および正常化を観察することが有効である。

69

第3章 生体検査パニック値(像)の運用指針－画像解析系

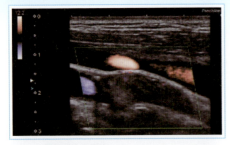

図3　内頸動脈血栓閉塞

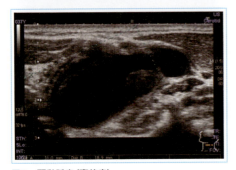

図4　頸動脈瘤（嚢状瘤）

③血栓による内頸動脈急性閉塞

　内頸動脈起始部の血管内腔に充実エコーを検出し，同部位の動脈拍動の低下および消失を認めた場合は，カラードプラ血流シグナルの有無を観察する（図3）。その際，十分にカラードプラ流速レンジを下げ，さらに，カラードプラノイズが観察される程度にカラードプラゲインを上げて観察しても，動脈血流シグナルが描出されない場合は動脈閉塞と診断し，閉塞部末梢の血流状態を評価する。

(2) "準緊急状態"
①頸動脈瘤

　頭蓋外頸動脈瘤（図4）は稀な疾患であるが，頸部の無痛性腫瘤や咽頭周囲の腫脹で発見されることが多い。その成因では，動脈解離，動脈硬化，外傷によるものが一般的である。造影CT検査の診断的価値が高いことが報告されているが，腫瘤の鑑別に非侵襲的な血管超音波検査が第一選択として行われることが多い。破裂の危険性のほか，脳虚血や脳梗塞など中枢神経症状，圧迫による下位神経症状やHorner症候群などを呈する場合があり，早期に積極的な治療が勧められる。

2. 血管系（頸部血管超音波　下肢血管超音波）

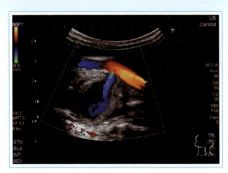

図5　瘤内へ流入する血流

瘤形態には，他の血管同様に紡錘状・嚢状の形態を示す。超音波検査では，その形態の鑑別だけでなく内部の血栓形成・瘤内の血流情報・動脈との開口部（図5）などの情報が得られるため有用である。

②動脈炎

　頸部で主に観察される動脈炎に高安動脈炎や巨細胞性動脈炎がある。臨床にて診断が確定している場合や経過観察の場合には準緊急として報告の必要性は少ないが，不明熱や頸頭部痛の原因精査のため，非侵襲的な超音波検査がスクリーニングとして行われた場合は，その後の精査や治療方針が大きく変わるため臨床に早期に報告する必要性は高い。

　高安動脈炎の初発症状は，原因不明の発熱，頸部痛，全身倦怠感であり，その後血管病変の症状を呈してくる。頸動脈超音波検査では，特徴的なびまん性肥厚像（マカロニサイン）を呈することから，診断の有用性は高い（図6）。また，狭窄や閉塞・拡張病変など血行動態的な評価ができることから，症状との関連を把握

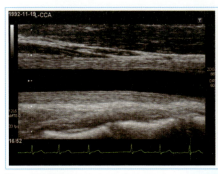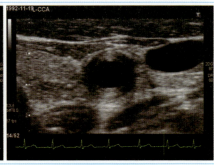

図6　高安動脈炎におけるマカロニサイン

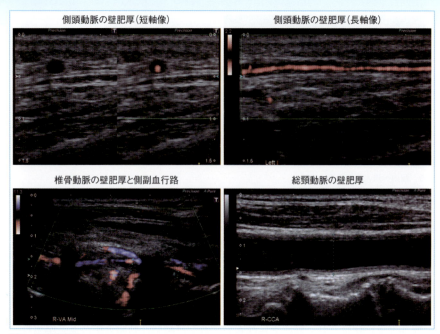

図7 側頭動脈炎

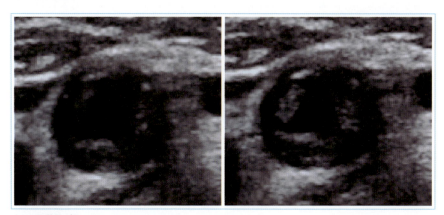

図8 可動性プラーク

するのに有用である。また，大動脈弁閉鎖不全の合併が多いことが知られており，必要に応じ心臓超音波検査を追加で行うことも必要となる。

　側頭動脈炎の初発症状は頭痛や側頭動脈の拍動性圧痛が多いが，少数ながら椎骨動脈の炎症の波及に伴い頭蓋内の後方循環の脳梗塞を発症しその症状で検査が依頼される場合がある。頸動脈超音波検査では，浅側頭動脈の炎症波及に伴い，

総頚動脈や椎骨動脈にも炎症が見られる場合があり，それは動脈硬化性変化とは異なる。連続した肥厚像ではなく，限局した病変が複数存在することが報告されている（図7）。これらの所見を認めた場合は，臨床に報告し浅側頭動脈の肥厚の観察を行うことが有用である。

③注意すべき（要注意）プラーク

頚動脈超音波検査では，プラークの破綻（plaque rupture）により，脳塞栓症の塞栓源となるplaqueの検出が重要である。現状では，塞栓症に注意して経時的な観察を行う必要があるプラークを「注意すべき（要注意）プラーク」と称することにする。それにはすべての可動性プラーク（図8）が含まれ，低輝度プラークで病理学的に薄い線維性被膜（fibrous cap）で覆われた大きな脂質コア（lipid core）をもつ脆弱な動脈硬化巣を有するプラーク（図9）も含まれ，エコー所見としては，プラーク全体あるいはプラークの一部に低エコー輝度領域を有し，被膜にあたるプラーク内膜側辺縁の高輝度層構造が薄いもので，場合によっては被膜にあたる高輝度層構造が観察されず，低エコー輝度の領域が血管内腔と接する状

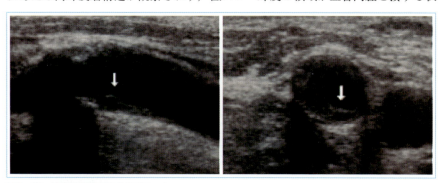

図9　薄い線維性被膜を有するプラーク

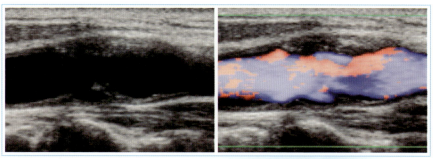

図10　潰瘍形成

態で観察される。さらに，プラーク表面の形態で潰瘍形成を認めたプラーク（図
10）も注意すべきプラークといえる。特に可動性プラークと経過観察時に急速な
形態変化や病態の進行を認めた場合は，速やかな報告を行うことが勧められる。

＊可動性プラーク

①Jellyfish plaque；プラーク表面の一部または全体が動脈拍動とともに変形す
　るもの。

②fluctuating ulcer plaque；潰瘍底が一部液状化したような動きが見られ，動脈
　拍動とともに変形するもの

③floating plaque；プラークの表面に付着した構造物が血流により可動（振動）す
　るもの。

■ 参考文献

1) Lundberg GD. Lab Observer 9: 27-34, 1977

2) 日本臨床検査自動化学会科学技術委員会. 極端値・パニック値対応マニュアル. JJCLA 30 (Suppl.1), 2005

3) 日本臨床検査医学会ガイドライン作成委員会. 臨床検査のガイドライン JSLM2012. 検査値 アプローチ／症候／疾患. 2012.

4) 頸動脈超音波診断ガイドライン小委員会：超音波による頸動脈病変の標準的評価法2016 （案）, 2016 (http://www.jsum.or.jp/committee/diagnostic/pdf/Carotid_artery_2016.pdf)

5) 血管炎症候群の診療ガイドライン：Circulation Journal Vol.72, suppl.Ⅳ, 2008

画像解析系　全体統括

脇　英彦
森ノ宮医療大学大学院

ワーキング委員

三木　俊
東北大学病院
生理検査センター

吉川　淳一
大阪市立大学医学部付属病院
中央臨床検査部

寺西　ふみ子
八尾市民病院
中央検査部

浅岡　伸光
八尾市民病院
中央検査部

赤坂　和紀
JR仙台病院
臨床検査科

住之江　功夫
姫路赤十字病院
臨床検査科

オブザーバー

上田　真喜子
森ノ宮医療大学大学院

増山　理
兵庫医科大学大学院
循環器内科

羽生　大記
大阪市立大学大学院
生活科学部

岡庭　信司
飯田市立病院
消化器内科

光本　保英
済生会吹田病院
消化器内科

第3章 生体検査パニック値（像）の運用指針－画像解析系

3 腹部系
（上腹部超音波　消化管超音波　泌尿器超音波　婦人科超音波）

はじめに

　パニック値panic valueとは「生命が危ぶまれるほど危険な状態にあることを示唆する異常値で直ちに治療を開始すれば救命しうるが，その診断は臨床的な診察だけでは困難で検査によってのみ可能である」と定義される[1]。

　現在腹部超音波検査（以下US）においてパニック値に相当する超音波像（パニック像）を明確に示した一定の基準は存在しない。しかし実際の臨床の現場においては直ちに主治医へ報告し，救命的な措置を講じる必要のある超音波像に遭遇することが少なからずあり，その診断能は検者の技量と知識に委ねられているのが現状である。

　今回，中級レベル以上のみならず，比較的緊急臨床の経験の浅いソノグラファーにおいても広く活用可能な『腹部USパニック像』の指針を発信することを目的として，ワーキンググループを結成し，該当疾患のリストアップとその典型的超音波像および緊急度の層別化を行った。

1. 腹部USパニック像層別化（Grade）の定義

　腹部USパニック像の対象となる疾患は多種・多臓器にわたることから，各種疾患ガイドラインとの整合性を保つ目的で，緊急度の層別化においては急性腹症診療ガイドライン2015[2]を主軸として，大動脈瘤・大動脈解離診療ガイドライン[3]，急性胆管炎・胆嚢炎診療ガイドライン2013（第2版）[4]，急性膵炎診療ガイドライン2015（第4版）[5]，日本外傷学会臓器損傷分類2008[6]等を参考とし，緊急度の判別が可能な疾患について，腹部USに特化した独自のGradeを定義した。なお，今回『早急に主治医への報告が必要となる腹部US所見』を総括する観点から，直接生命に危険が及ばなくとも急変のリスクがあり緊急性を有する疾患も含めた。

3. 腹部系（上腹部超音波　消化管超音波　泌尿器超音波　婦人科超音波）

Grade Ⅲ：

　直ちに治療を行わなければ死に至る可能性がある疾患。他検査の結果を待つ余裕がなく，腹部USで判断を求められる場合が多い。大量出血を伴うなど，時に分単位でバイタルサインが悪化し，直ちに生命に関わる。

Grade Ⅱ：

　迅速に適切な処置を施さない限り改善する可能性が少なく，放置することで生命に危機が及ぶ可能性のある疾患（重症敗血症や敗血症ショックを呈するものなどが含まれる）。

Grade Ⅰ：

　検査の時点では生命に危険が及ぶ状態ではないが急変の可能性があるため，依頼医への迅速な報告が望ましい疾患。新規に発見された悪性腫瘍（腹部検診マニュアルのカテゴリー5[7]）なども含まれる。

　腹部USでは直接患者の状態を観察しながら検査を行える利点から，緊急度のGradingは患者のバイタルサイン（ABCD）※や身体所見等も加味して行うべきであり，検査中，目視的にバイタルサインが不安定になった時（重篤感を伴った時）もGrade Ⅲと判定する。

※気道（A：airway），呼吸（B：Breathing），循環（C：Circulating），意識（D：Dysfunction of central nervous system）の評価

2. Gradeの判定とその取扱い

　腹部USを施行するソノグラファーが判定するものである。

　患者の状態が不安定なため救急室などで腹部USを施行する場合は，患者のバイタルサインや身体所見等も加味して必要な処置を行いながら，腹部USで病態把握とGrade判定をしなければならない。

　一方，比較的全身状態の安定している時に検査室で腹部USを実施する場合には，検査中にバイタルサインが不安定になった時や重篤感を伴ったときはGradeに関係なく検査を中止し，コードブルーを要請しなければならない。

　ソノグラファーが検査中にパニック像に遭遇した際の取扱いは以下の報告フローチャートに沿って対応することを推奨する。

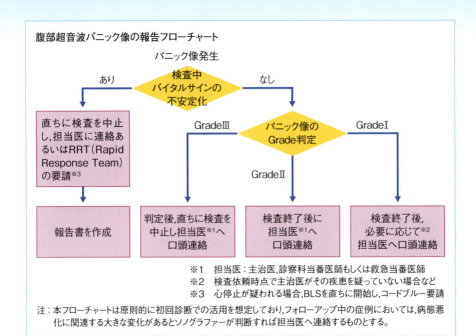

3. パニック像に該当する疾患とそのGrade一覧

　各疾患の診断についてはUS所見のみならず，検査時に得られた視診・触診・問診所見，理学所見，臨床経過，身体所見，血液検査所見等も加味して総合的に判断するものとし，各疾患に対応するGradeはそれぞれの疾患が強く疑われたことを前提とする。
　以下は前述の検査中のバイタルサインの不安定化（Grade Ⅲ）を伴わない場合のGradeとする。

臓器別腹部USパニック像一覧とGrade早見表

臓器種別	疾患名	緊急度	腹部USパニック像
腹部全般	臓器損傷	Grade Ⅲ〜Ⅰ	腹水±内臓被膜断裂±臓器深部に広がる無エコー域（図1〜3）
腹部動脈	腹部大動脈瘤破裂	Grade Ⅲ	血管壁の断裂，血管外へ流出する血流シグナルと血管周囲の無エコー域（図4）

3. 腹部系（上腹部超音波　消化管超音波　泌尿器超音波　婦人科超音波）

臓器種別	疾患名	緊急度	腹部USパニック像
腹部動脈	急性大動脈解離	Grade III	大動脈内flap echoと偽腔内血流シグナル（図5）
	内臓動脈破裂	Grade II	腹部大動脈瘤破裂に準ずる
消化管	腸管虚血	Grade II	上腸間膜動脈の血流途絶（図6，7）
	消化管穿孔	Grade II	フリーエアー（図8〜10）
肝臓	肝がん破裂	Grade III〜II	肝周囲の血性腹水および血腫 肝皮膜直下の巨大腫瘍や肝表面から突出した腫瘍と腫瘍から周囲へ流出する血流シグナル（図11，12）
	肝損傷	Grade III〜I	亀裂部の無エコー域や周囲肝実質の高低混在した不均一な領域（図13〜15）
	肝膿瘍	Grade I	充実性，混合性，囊胞性と経過により変化（図16〜18）
	出血性・感染性肝囊胞	Grade I	内部エコーを伴う囊胞，囊胞内部の隔壁や囊胞内結節（図19〜21）
胆道	急性胆管炎	Grade II〜I	胆管狭窄や閉塞像（図22，23）
	急性胆囊炎	Grade II[※1]〜I	各論の項参照（図24〜29）
膵臓	重症急性膵炎[※2]	Grade II	膵腫大，腎下極以遠の液貯留（内部エコーの有無を問わない）（図32）
	急性膵炎	Grade I	膵腫大と輝度の低下，膵周囲液貯留，結腸間膜輝度上昇・液貯留（図30, 31）
腎臓	腎損傷	Grade III〜I	亀裂部の無エコー領域や高低混在した不均一な領域（図33）
	水腎症	Grade I	中心部高エコー内の無エコー領域（図34，35）
	急性腎盂腎炎	Grade I	腎腫大や腎実質輝度上昇（図36）
	急性巣状細菌性腎炎	Grade I	腎皮質の腫瘤様限局性腫大と同部の血流シグナル欠損（図37）
	腎膿瘍	Grade I	内部エコーを伴う液体貯留（図38）
婦人科領域	異所性妊娠	Grade II	骨盤内無エコー域，骨盤内腫瘤像（図39〜42）
	卵巣腫瘍茎捻転	Grade I	卵巣腫瘍，渦巻き状の捻転像（図43〜47）

※1　急性胆囊炎のうち，胆囊捻転症，気腫性胆囊炎，壊疽性胆囊炎，化膿性胆囊炎，および顕著な合併症（胆汁性腹膜炎，胆囊周囲膿瘍，肝膿瘍）を伴うもの[4]
※2　重症急性膵炎[5]のうち膵外進展範囲が腎下極以遠まで及ぶもの

4. パニック像各論

(1) 臓器損傷 (Grade Ⅲ～Ⅰ) (図1～3)

腹部臓器における損傷は単に出血によるショックだけではなく，さらに腹部臓器がもつ組織液などの腹腔内への放出にて発生する2次的な反応にも注意する必要があり，腹部臓器損傷の有無ならびにその疑いを発見することは非常に重要である。

腹部臓器損傷の重症度判定は主に日本外傷学会臓器損傷分類2008[6]にてその重症度の判定を行うことが多く，今回の腹部超音波のパニック像においてもこのガイドラインの判定区分を参考に肝臓，脾臓，膵臓，腎臓の実質臓器においては以下のごとくGrade分類を割り当てることとした。

・腹部超音波臓器損傷Grade分類
Grade Ⅰ：明らかな臓器の損傷を直接確認できなが，臓器内での出血および出血を示唆する無エコー域を認めるもの。
Grade Ⅱ：臓器被膜の線状高エコー像に断裂がみられるもの。
Grade Ⅲ：臓器の深在性損傷が示唆される臓器実質エコーの亀裂や欠損，不均一化がみられるもの。

※肝損傷では上記の分類に加え中島分類も参考とする。＜付表 (表1) を参照＞

【超音波像】

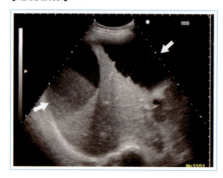

図1　交通外傷による肝損傷像
肝深部にまで実質エコーの欠損・無エコー域が広がっており，出血によるdebrisも観察される。早急な報告が求められる (GradeⅢ)。

3. 腹部系（上腹部超音波　消化管超音波　泌尿器超音波　婦人科超音波）

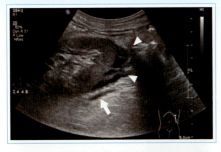

図2　腎損傷による血腫
腎臓被膜下出血による無エコー域を認め（矢頭），被膜外にも少量の無エコー域が観察される（矢印）。腎実質エコーの離断や亀裂像は認めず，腎深部に達する損傷は確認されない（GradeⅡ）。
（詳細は＜腎疾患＞■腎損傷の項参照）

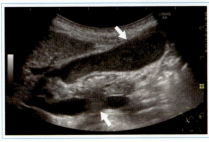

図3　胆嚢内の出血性debris
受傷後のUSにて胆嚢および肝外胆管内に内部エコーが認められる（矢印）。肝内胆管出血により流入した出血性のdebrisと考えられた。明らかな肝実質エコーの欠損や無エコー域が確認できなくとも肝内における出血性変化が存在することが予測される（GradeⅠ）

(2) 腹部動脈疾患

①腹部大動脈瘤破裂（GradeⅢ）

　腹部大動脈瘤破裂は死亡率が高く，可能な限り早く手術室へ搬送し出血をコントロールする必要がある[3]。バイタルサインが悪化し直ちに生命に関わる[2]ことから，後述の急性大動脈解離とともに最も緊急性の高いGradeⅢとして扱う。USにて診断された場合は直ちに検査を中止し，報告フローチャート（別添）に準じて迅速に報告を行う。

【症状】
　破裂の前駆症状として腹痛や腰痛がみられる場合がある。

【高危険群】
　男性，65才以上，喫煙，高血圧，家族歴，直径6cm以上の腹部大動脈瘤の既往[3]。

【超音波像】
　大動脈周囲の無エコー域，大動脈壁エコーの断裂像，血管外へ流出する血流シグナルが認められる（図4）。

第3章　生体検査パニック値(像)の運用指針−画像解析系

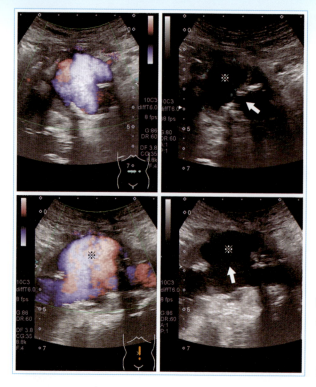

図4　腹部大動脈破裂
腹部大動脈壁の破綻(矢印),およびその周囲に血管壁を有さない無エコー域がみられ,ドプラでは同部へ流出する血流シグナルを認める(※)。

②急性大動脈解離(Grade Ⅲ)

　急性大動脈解離の死亡例では全体の93%が24時間以内に死亡したと報告されている[3]。死亡率や予後,緊急手術の要否は,①解離範囲の分類,②偽腔の血流状態の分類,③病期の分類[3]により異なるが,基本的に腹部USにて急性期の偽腔開存型と確認できた時点でGrade Ⅲとして扱い,慢性期,およびULP型(Ulcer like projection),偽腔閉塞型はここでは除外する。急性期の偽腔開存型においては可能な範囲で①解離範囲の分類を行う。即時に心エコーでの評価を行う。腹部領域では腹腔動脈,上腸間膜動脈,腎動脈,下肢動脈への進展の有無および灌流状態を確認する。

　ただし,病態の全体像把握のためには造影CTが必須であり,USでは迅速性を最優先し,不必要に時間をかけないことが重要である。

【症状】
　激しい胸部から背部痛

3. 腹部系（上腹部超音波　消化管超音波　泌尿器超音波　婦人科超音波）

【高危険群】
　男性，65才以上，高血圧
【超音波像】
　偽腔開存型大動脈解離の超音波像としては血管内のflapと偽腔内の血流シグナルが確認される（図5）。
　解離が腹部に限局していることが確認できるものについては可能な範囲で以下の点について確認を行う。

・腹腔動脈，上腸間膜動脈，腎動脈，腸骨動脈への解離の進展の有無と灌流の状態
・entry（入口部），re entry（再入口部）の位置
・大動脈瘤を形成している場合は瘤の形状（紡錘状か嚢状か?）。
　嚢状動脈瘤はサイズが小さくても破裂の危険性があり，治療対象となる。

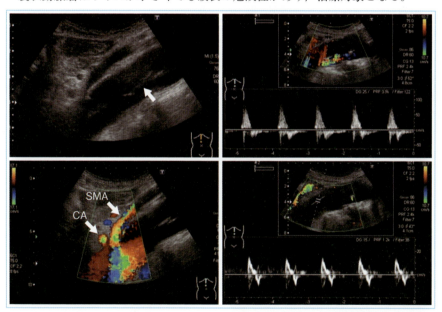

図5　急性偽腔開存型腹部大動脈解離
腹腔動脈の頭側に入口部，右総腸骨動脈に再入口部を有する急性偽腔開存型大動脈解離症例。腹部大動脈内にflapを認める（左上矢印）。偽腔，真腔ともに血流シグナルを認めるが，偽腔内の流速は真腔に比べて低下している（右上・下）。腹腔動脈（CA），および上腸間膜動脈（SMA）は偽腔から分岐しており，血流シグナルは検出されるが低流速（流速レンジ17.1cm/sec）であり，小腸虚血等に注意が必要である（左下）。

(3) 消化管疾患
①腸管虚血（Grade Ⅱ）
- 腸管血管原性疾患の多くは予後不良である。
- 原因によって臨床像は異なる。
- 急性腸間膜虚血（acute mesenteric ischemia：AMI），慢性腸間膜虚血（chronic mesenteric ischemia：CMI），大腸虚血（colonic ischemia：CI）に分類される。
- AMIは上腸間膜動脈塞栓（superior mesenteric artery embolism：SMAE），上腸間膜動脈血栓（superior mesenteric artery thrombosis：SMAT），非閉塞性腸管虚血（non-occlusive mesenteric ischemia：NOMI），上腸間膜静脈血栓（superior mesenteric venous thrombosis：SMVT）が含まれることが多い。
- AMIに対して，腹部超音波の特異度は92〜100％にのぼる。一方，感度は70〜89％とばらつきがある。

◇SMAE
【症状】
onsetで患者自身が痛みを自覚。心房細動の病歴を認める患者には要注意（塞栓源は左房血栓）。
【超音波像】

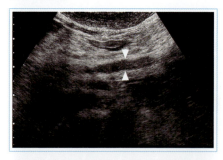

図6　上腸間膜動脈塞栓
上腸間膜動脈の限局性拡張像と同部に内部エコーを認める（矢頭）。
起始部より足側へ向かい走査。
塞栓部の検索（血栓の有無を確認）する。

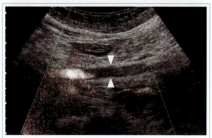

図7　上腸間膜動脈塞栓
塞栓部（ADF併用）
塞栓部にて血流シグナルは消失（矢頭）。できるだけ高感度（ただし，アーチファクトの出現に注意）のカラードプラ併用下にて血流を確認する。

3. 腹部系 (上腹部超音波　消化管超音波　泌尿器超音波　婦人科超音波)

☆チェックポイント
・カラードプラでSMAの血流を確認。
・根部ではなく中結腸動脈分岐後の狭小部である3〜10cm末梢に注意する。

◇SMAT
　病態としては慢性の急性転化であり，慢性腸間膜虚血が基礎にある。
◇NOMI
　器質的な閉塞機転がないにもかかわらず，腸間膜の血管収縮により虚血状態となり腸管障害を引き起こす（臓器灌流不全によって血管攣縮が惹起された場合に起こる）。
◇SMVT
　腸間膜静脈血栓により静脈灌流が阻害され腸管壁の浮腫，微小循環障害，腸管拡張などにより虚血を引き起こす。全身性疾患に続発することが多い。

②消化管穿孔 (Grade Ⅱ)
・消化管穿孔は急性腹症として発症する頻度は高く，その原因は多彩である。
・穿孔は穿通 (被覆穿孔) と開放性穿孔に分けられる。
・穿通は腸管壁が穿破する前に周囲組織によって速やかに被覆され，腹腔内と交通しない状態。
・腸管外ガスを同定することで確定診断がなされる。

a. 胃十二指腸穿孔 (gastroduodenal perforation)
　消化性潰瘍によるものが最頻であるが，胃癌穿孔も稀ではなく常に鑑別すべき病態である。
b. 小腸穿孔 (small bowel perforation)
　虚血やCrohn病などの炎症や腫瘍，異物や外傷などが原因で生じる。
c. 虫垂穿孔 (appendix perforation)
　壊疽性への病期の進行で容易に穿孔を引き起こす。
d. 大腸穿孔 (colonic perforation)
　憩室炎や悪性腫瘍，特発性が多いが虚血，医原性，宿便でも起こし得るとされる。
【超音波像】
　消化管穿孔に伴うフリーエアーが多重エコーを伴う高エコースポットとして観

85

察される(図8〜10)。

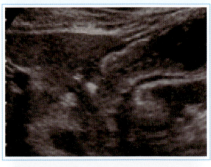

図8　十二指腸球部　穿孔部
球部の浮腫性肥厚と穿孔部が高エコーとして観察される。

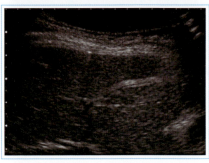

図9　肝右葉表面のフリーエアー
スポット状高エコーとして観察される。上部消化管穿孔を疑う際には、必ず観察するポイント。

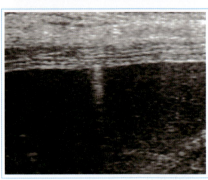

図10　肝右葉表面のフリーエアー
　　　(高周波探触子による観察)
コメット様エコー(多重反射)として観察される。

☆チェックポイント
・フリーエアーの検出が必須である。(多くても少なくても検出は困難)
　→穿孔部が上部・下部いずれの部位においても高頻度で検出される部位は横隔膜下である。
・腹水内に浮遊する高エコースポット(多重エコーを伴う)にも留意する。
・胃,十二指腸なら穿孔部の同定は比較的容易。

3. 腹部系（上腹部超音波　消化管超音波　泌尿器超音波　婦人科超音波）

(4) 肝臓疾患
①肝癌破裂（Grade Ⅲ～Ⅱ）

　肝腫瘍に起因する急性腹症としては肝腫瘍の破裂[8]，それに続く腹腔内出血，出血性ショックが問題となる．破裂する腫瘍としては原発性肝癌，血管腫，腺腫，転移性肝腫瘍などがあるが，最も頻度が高いのは肝細胞癌の自然破裂であり，肝細胞癌においては約10％に認められる．肝細胞癌破裂死亡率は49～71％で，出血，肝不全，MOF（多臓器不全）が三大死因である．症状と経過から①破裂直後から大量出血により死亡する，②破裂後出血により2～3時間後にショック状態に陥る，③破裂後少量出血が持続し，次第に全身状態が悪化する，④破裂部位が自然治癒し止血する，の4つのグループに分類され②③よりGrade Ⅱ（①に関してはGrade Ⅲ）に相当する．

【症状】
　上腹部痛または右季肋部痛，腹部膨満，ショック．

【高危険群】
　高度の肝硬変を併存している肝細胞癌や，肝全体を占拠するような腫瘍の場合，肝の予備能力が低下しており，少量の出血でも容易に肝不全に陥るので注意を要する．

【超音波像】
　肝周囲の混濁したfluid collection（血性腹水），肝皮膜直下の巨大腫瘍像や肝表面から突出した腫瘍像と腫瘍から周囲へ流出する血流シグナル，肝周囲の充実低エコー像（血腫）（図11，12）．

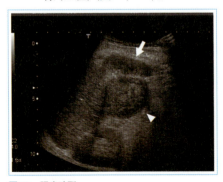

図11　肝癌破裂
TAE後の肝癌（矢頭）の腹側に血腫と思われる充実性のlow echo（矢印）を認める．

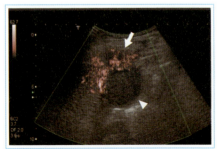

図12　造影超音波（レボビスト）
図11症例のレボビスト造影動脈相にて血腫の部分（矢印）に造影剤の染影を認めることから活動性の出血を示している（矢頭はTAE後の肝癌）．

②肝損傷（Grade Ⅲ～Ⅰ）

損傷が軽微なものでは，特記すべき自覚症状もなく，良好な経過で自然治癒するものが多い。一方，損傷が高度になると肝血管損傷を伴って腹腔内大量出血から重篤な出血性ショックを呈し，緊急の外科手術や経カテーテル動脈塞栓術（Transcatheter Arterial Embolization：TAE）を施行しなければ予後不良となる[9]。いずれも損傷の程度によって緊急度が異なるので，中島分類＜付表（表1）を参照＞に準じて，被膜断裂を伴う場合はGrade Ⅲ，伴わない場合をGrade Ⅱとする。

超音波検査室で検査される肝損傷は，バイタルサインの安定している症例（肝被膜破裂のない症例すなわちGrade Ⅱ）であり，中心性破裂と被膜下血腫に大別される[10]。

【症状】

貧血，腹膜刺激症状，重症時には腹腔内出血によるショック状態となる[11]。

【超音波所見】

損傷の程度によってUS像はさまざまで，限局性の不均一域として認めるものから明らかな亀裂が見られるもの（図13，図14）や，被膜下に充実エコー（血腫）が見られるもの（図15）などがある。損傷部は低エコー域と高エコー域が混在する不均一な領域として見られることが多く，高エコー域は挫滅組織や血腫を表し，低エコー域は損傷した組織間に貯留する血液や胆汁を表す。低～高エコー域は治癒の過程で次第に吸収され消失する[12]。

被膜下血腫では被膜と肝実質との間に液体貯留がみられ，液体内部は淡い点状エコーを有するものからフィブリン析出による網状エコーを認めるものなどさまざまである。

3. 腹部系（上腹部超音波　消化管超音波　泌尿器超音波　婦人科超音波）

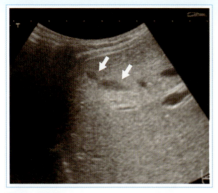

図13　肝損傷
S5に内部エコーのやや不均一な低エコー域（亀裂部）を認める（矢印）。

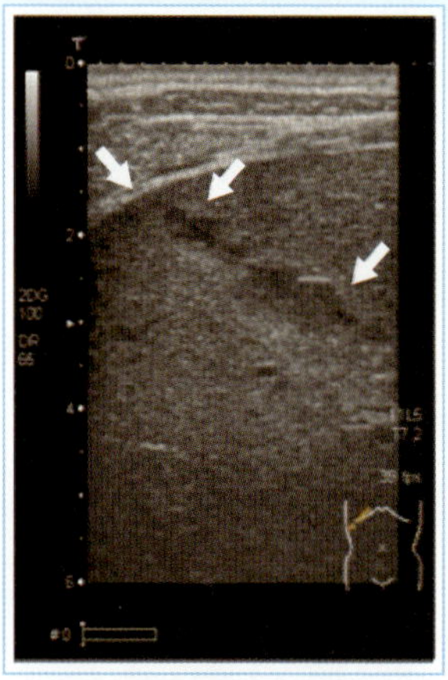

図14　高周波画像
図13の高周波画像で亀裂部はより明瞭であるが肝被膜の断裂や被膜下血腫は認めず（矢印）。

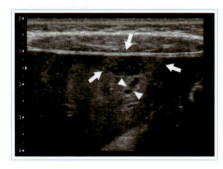

図15　肝損傷と被膜下血腫
肝実質内に帯状の亀裂部（矢頭）と肝表面に被膜下血腫（矢印）を認める。

③肝膿瘍（Grade Ⅰ）

　肝膿瘍は[13]サイズが小さく臨床症状が軽い症例では抗生物質の全身投与を中心に保存治療を行うが，膿瘍が大きく臨床症状が重篤な症例ではエコーガイド下に経皮経肝膿瘍ドレナージ（percutaneous trans hepatic abscess drainage：PTAD）が必要となる。診断が遅れた場合には予後不良で，敗血症，細菌性ショック，播種性血管内凝固症候群（DIC）に移行するためGrade Ⅰに相当する。

【高危険群】

　感染防御機構が障害された患者で肝膿瘍を発症することが多い。全身的なものでは糖尿病，ステロイド，抗腫瘍薬投与などの免疫能の低下状態で生じやすく，局所的には胆管の狭窄，肝腫瘍に対する動脈塞栓，手術時の肝動脈損傷などによる血流障害などが原因となる。

【症状】

　右季肋部痛，発熱（38℃以上の弛緩熱），肝腫大が主であり，それに伴う悪心，

嘔吐，食欲不振，全体倦怠感，体重減少などがある。
【超音波所見】
　発症からの時期によって充実性（図16）から混合性（図17），囊胞性を呈するものなど多彩なパターンを呈する。一般に膿瘍が成熟していない場合，内部エコーは高く，融解壊死とともに低エコーとなり囊胞に類似する。辺縁は凹凸で不整なことが多く，後方エコーが増強するものが多い。ガス産生膿瘍では内部に音響陰影を伴うような高エコーを呈する（図18）。

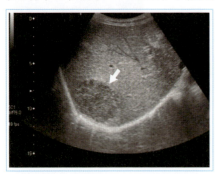

図16　肝膿瘍（充実性）

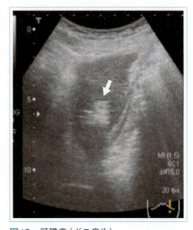

図18　肝膿瘍（ガス産生）
肝癌TAE施行後の症例。

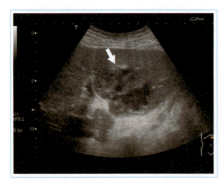

図17　肝膿瘍（混合性）

④出血性肝囊胞・感染性肝囊胞（GradeⅠ）
　通常肝囊胞は無症状であるが，まれに出血や感染を併発し，発熱や腹痛などの臨床症状を来すことがある。また，サイズが増大し周囲臓器を圧排すると腹痛や黄疸を発症し，破裂すると激しい腹痛やショックを引き起こすことがあるのでGradeⅠとする。
【症状】
　腹部腫瘤，腹部膨満感，腹痛，発熱

【超音波像】

　囊胞内容物の混濁（fine echoやスラッジ），凝血塊やフィブリンの析出による囊胞内の隔壁や腫瘤様構造（図19，図20，図21），囊胞壁の肥厚

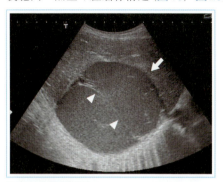

図19　出血性肝囊胞
S7にfine echoを呈するhuge cyst（矢印）を認める。内部には隔壁様の線状エコー（矢頭）も認める。

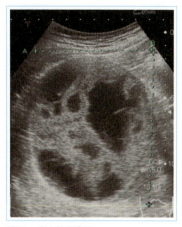

図21　出血性肝囊胞
huge cyst内部に腫瘤様構造の充満を認める。

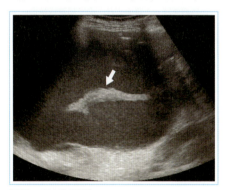

図20　出血性肝囊胞
huge cyst内部に腫瘤様構造を認める（矢印）。

(5) 胆道疾患

①急性胆管炎（GradeⅡ～Ⅰ），

　腹部USでは重症急性胆管炎[4]の確定診断はできないが重症化のリスクを考え，発熱や圧痛を伴い急性胆管炎が疑われた時点でGradeⅡとする。またこれらの症状を伴わない閉塞性黄疸についても放置することで急性胆管炎へ移行する可能性がありGradeⅠとする。

【超音波像】

・胆囊腫大（閉塞部が三管合流部より下流の場合）や肝内・肝外胆管拡張像。

・結石像や腫瘤像による胆管閉塞や狭窄像（図22，23）。
　上記超音波所見に発熱や圧痛を伴うものをGrade Ⅱ，伴わないものをGrade Ⅰ とする。

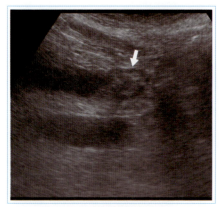

図22　遠位胆管結石（胆管長軸像）
遠位胆管下部に結石像を認め（矢印），上流胆管の拡張を伴うことから閉塞性胆管炎を疑う。

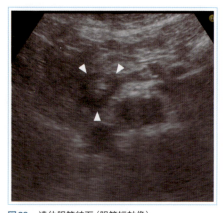

図23　遠位胆管結石（胆管短軸像）
胆管結石を疑った場合には，必ず胆管短軸像にてstrong echo（結石像）が胆管内にあることを確認する（先頭）。

②**急性胆嚢炎（Grade Ⅱ〜Ⅰ）**

　急性胆嚢炎のうち，①炎症徴候が胆嚢周囲にとどまらず腹水や肝膿瘍を認めるものと，②緊急手術が推奨されている胆嚢穿孔，胆嚢捻転症，気腫性胆嚢炎，壊疽性胆嚢炎，化膿性胆嚢炎をGrade Ⅱとし，その他をGrade Ⅰとする。

【超音波像】

　急性胆管炎・胆嚢炎診療ガイドライン2013では，急性胆嚢炎の主項目として以下の超音波所見を挙げている。
・胆嚢腫大（短軸径40mm＜）
・胆嚢壁肥厚（4mm＜）
・デブリエコー
　（上記の所見はすべて揃うとは限らず，時間経過とともに順次出現する[14]）
・嵌頓胆嚢結石
・Sonographic Murphy's sign（プローブによる胆嚢圧迫による圧痛）
　Grade Ⅱとなる緊急手術が推奨されているUS所見はそれぞれ以下のとおりである。
・胆嚢穿孔：胆嚢壁の断裂と胆嚢周囲の無エコー域（図24，図25）。

- 胆嚢捻転症：胆嚢の変位，内腔の二分化・途絶，血流シグナルの欠損（図26）。
- 気腫性胆嚢炎：胆嚢内腔や壁内のガスエコー（図27）。
- 壊疽性胆嚢炎：胆嚢内腔の膜様構造と不整な壁肥厚像，血流シグナルの欠損（図28）。
- 化膿性胆嚢炎：胆嚢壁内および周囲（胆嚢周囲膿瘍）の内部エコーを伴う液貯留（図29）。

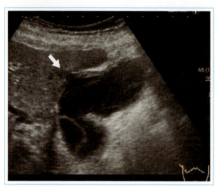

図24　胆嚢穿孔
胆嚢体部に壁の断裂がみられ穿孔が疑われる（矢印）。

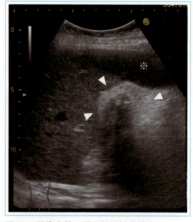

図25　胆嚢穿孔に伴う胆汁性腹膜炎
胆嚢に接して腹腔内に液体貯留（胆汁）を認める（※）。穿孔部の瘻孔の大きさにより胆嚢内圧が低下し，胆嚢が虚脱して断裂部位が確認できない場合がある（矢頭）。

第3章 生体検査パニック値(像)の運用指針－画像解析系

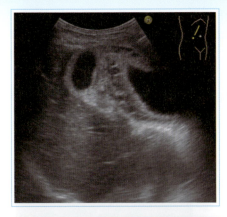
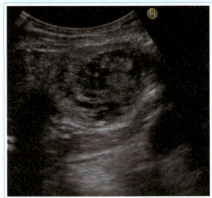
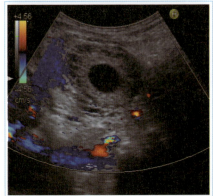

図26　胆嚢捻転症

胆嚢が頸部で捻じれ内腔は二分化し，両者の間で著明な壁肥厚を認める(左上)。途絶部の短軸拡大像では渦巻状の像を呈している(右上)。ドプラでは壁内の血流シグナルの検出ができない(左下)。痩せ型，亀背の高齢者および，肝床との接着部が少ない遊離胆嚢が高危険群となる。

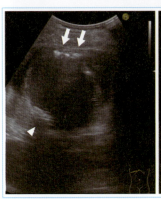
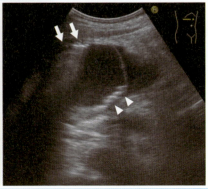

図27　気腫性胆嚢炎

胆嚢内腔にガスエコー(矢印)を認め，体位変換にて結石像(矢頭)と反対側へ移動する。胆嚢壁の一部は内腔側が不整となり，周囲に液貯留もみられる。高齢男性，高血圧，糖尿病の既往等が高危険群となる。

94

3. 腹部系（上腹部超音波　消化管超音波　泌尿器超音波　婦人科超音波）

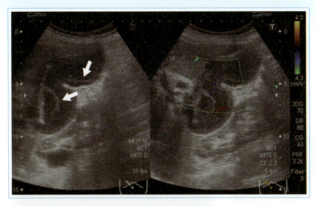

図28　壊疽性胆嚢炎
胆嚢内腔に膜様物の浮遊を認め，胆嚢粘膜の剥離が疑われる（左矢印）。ドプラでは胆嚢壁内の血流シグナルが検出不能である。

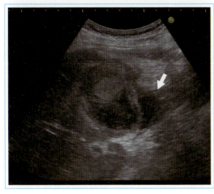

図29　化膿性胆嚢炎
胆嚢周囲に不均一な内部エコーを伴う液体貯留（膿瘍）（矢印）がみられる。

(6) 膵臓疾患
①重症急性膵炎（Grade Ⅱ），急性膵炎（Grade Ⅰ）

　急性膵炎は診断が得られ次第適切な治療を開始することから，USにて急性膵炎が強く疑われた時点でGrade Ⅰとする。さらに重症急性膵炎では臓器不全対策や輸液・栄養管理，感染予防などの集中治療を開始する必要があることから緊急度を区別し，Grade Ⅱとして扱う。

　また胆石性膵炎については初期治療（緊急ERCP/ES：endoscopic retrograde cholangiopancreatography with or without endoscopic sphincterotomy等）が異なる場合があるため，その旨も含めて報告する。

【症状】
　腹痛，嘔気・嘔吐，背部痛
【高危険群】
　アルコール，胆石症

【超音波像】

　典型的な急性膵炎のUS像としては膵腫大，エコーレベルの低下，膵周囲液貯留（無エコー域または内部エコーを伴う低エコー域）などがみられる（図30）。炎症が横行結腸間膜に及べば結腸間膜の肥厚，輝度上昇，およびその内部の低エコー領域（液体貯留）がみられることがある（図31）。さらにこれらの所見が腎下を越えてみられた場合には重症急性膵炎[5]と判定し，GradeⅡとして扱う（図32）。

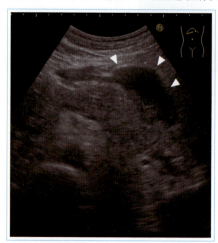

図30　急性膵炎典型像
膵腫大，膵実質エコーレベルの低下，膵周囲の低エコー領域（液体貯留）（矢頭）を認める。

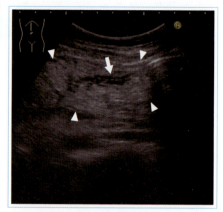

図31　横行結腸間膜の炎症波及
膵と横行結腸（TC）の間で結腸間膜の肥厚・輝度上昇がみられ（矢頭），内部に不規則に液貯留もみられる（矢印）（造影CT Gradeの膵外進展範囲1点に相当）。

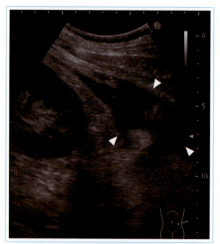

図32　腎下極以遠の炎症波及
　　　（重症急性膵炎　GradeⅡ）
腎下極を越えて低エコー領域（液体貯留）がみられ，重症急性膵炎と判定される（矢頭）。

(7) 腎臓疾患
①腎損傷（Grade Ⅲ～Ⅰ）
　外傷等の既往にて検査を行う場合に腎損傷の有無についても検索する。

　緊急度は日本外傷学会臓器損傷分類2008[6]＜付表（表2）を参照＞を基準とし，腎損傷の程度に応じて以下のごとくとする。

Grade Ⅰ：腎被膜の高エコー像の連続性が保たれており，出血による低エコー域が腎実質内および腎被膜下に限局するもの（被膜外への漏出がない）。

Grade Ⅱ：腎皮質エコーの亀裂や不均一化が腎皮質の1/2以内の深さに留まるもので，腎被膜高エコー像の連続性が保たれていない場合（腎外への出血を認める場合）。

Grade Ⅲ：腎皮質エコーの亀裂や不均一化が腎皮質の1/2以上の深さに及ぶもので，腎皮質エコーの離断，粉砕を伴うものを含む（図33）。

※報告書の作成方法については付表（表2）を参照。

【症状】
　Hb値の低下，肉眼的血尿

【超音波像】

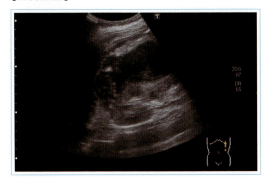

図33　腎損傷症例
腎周囲に広がる低エコー域を認める。低エコー域内には不均一なエコーソースが観察される。さらに腎形態の不整像を伴っている（Grade Ⅲ）。

②水腎症
　水腎症は，尿路閉塞あるいは膀胱尿管逆流などの機能障害により腎盂腎杯の拡張を来たした状態をいう（図34）[15]。原因の検索を進め，その原因疾患に対し適切な治療を行う必要がありGrade Ⅰとする。

　水腎症の程度についてはSFU分類[16]＜付表（表3）を参照＞に準ずるものとする。

【症状】
　側腹部疼痛，吐気，嘔吐，無症状など

【超音波像】
中心部高エコー内の無エコー領域。

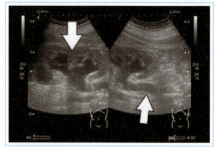

図34　水腎症
腎盂腎杯と尿管の拡張を認める（矢印）。

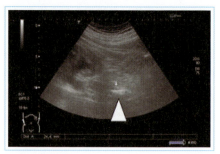

図35　尿管結石
拡張尿管に25mm大の高輝度エコーを認める（矢頭）。

③急性腎盂腎炎（Grade Ⅰ）
　腎盂腎炎は，臨床経過により急性および慢性に分類され，さらに基礎疾患の有無により，単純性および複雑性に分類される[17]。尿路結石など尿路の閉塞に伴う急性複雑性腎盂腎炎は，閉鎖された腔での細菌増殖および急激な腎盂内圧上昇に伴う腎実質内や血管内への細菌侵入により，容易に敗血症や敗血症性ショックに陥る疾患である[18]。
　発熱や腰痛などの症状を伴うものをGrade Ⅰとする。

【症状】
　発熱，全身倦怠感，悪寒，嘔吐，腰痛，側腹部痛，叩打痛，膿尿など

【超音波像】
　腹部USでは，腎腫大やエコー輝度の変化を認める。水腎症などの尿路閉塞は認めないことが多い（図36）。

3. 腹部系（上腹部超音波　消化管超音波　泌尿器超音波　婦人科超音波）

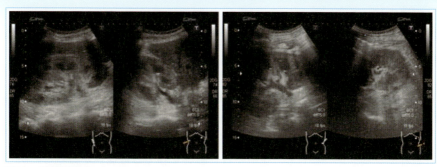

図36　急性腎盂腎炎
両腎とも軽度の腎盂拡張と腎実質腫大を呈し，全体に丸みを帯びている。
皮髄境界は不明瞭で実質のエコー輝度上昇を伴う。

④急性巣状細菌性腎炎（Grade Ⅰ）
　発熱，側腹部痛，膿尿，細菌尿など急性腎盂腎炎と同様の症状，所見を呈する[18]。
　腎間質の炎症で，液状化（膿瘍化）していない状態である。
【症状】
　発熱，全身倦怠感，悪寒，嘔吐，腰痛，側腹部痛，叩打痛，膿尿など
【超音波像】
　腹部US像では腎皮質の腫瘤様限局性低エコー域もしくは高エコー域と同部位の血流シグナルの欠損を特徴とする（図37）。

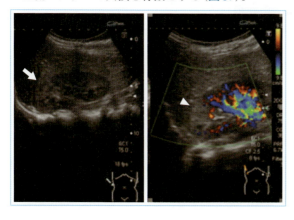

図37　急性巣状細菌性腎炎
上極皮質に限局性の境界不明瞭な高エコー域を認める（矢印）。同部位の血流シグナルの消失を認める（矢頭）。

⑤腎膿瘍（Grade Ⅰ）

腎膿瘍は，尿路上行性あるいは血行性に腎実質に細菌感染が波及し，膿瘍が形成された状態である[19]。

膿瘍が腎実質内に形成されると腎膿瘍を考慮する。膿瘍が腎を超えるがGerota筋膜内にとどまるものを腎周囲膿瘍，腎周囲膿瘍が破裂し，Gerota筋膜を超えて腎周囲に波及したものは傍腎膿瘍や後腹膜膿瘍と呼ばれる[20]。

腎や腎周囲の感染症は膿瘍内の細菌が血流に移行しやすく，治療の遅れにより，敗血症やショックへ移行し，生命予後に影響を与える可能性があることからGrade Ⅰとする。

【症状】
発熱，悪寒，側背部痛，全身倦怠感，体重減少など

【超音波像】
腹部USでは，腎実質に低エコーもしくは無エコーの占拠性病変を呈する（図38）。

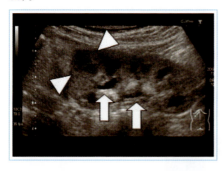

図38　腎膿瘍
軽度の腎盂拡張（矢印）と，上極に限局性の境界不明瞭な低エコー域（矢頭）を認める。

(8) 婦人科疾患

①異所性妊娠（Grade Ⅱ）

異所性妊娠は子宮内腔以外に着床するすべての妊娠を示し，卵管，卵巣，腹腔，帝王切開創部，頸管，副角などの部位がある。頻度は全妊娠の1.5〜2％。そのうち97％が卵管妊娠であり，その他の部位は稀である[21]。着床部位の破裂や妊娠組織の破綻により腹腔内に大量出血した場合は生命に危険が及ぶため早急に診断し，手術を行う必要がある[22]ためGrade Ⅱとする。しかし，近年は，経腟超音波検査により異所性妊娠の早期診断が可能となり，卵管破裂を来たす前の無症候の段階で発見される例も増えている。その場合は，待機療法や保存療法で治療することも可能となっているが，経腹壁超音波検査での診断は困難なことが多い。ま

3. 腹部系（上腹部超音波　消化管超音波　泌尿器超音波　婦人科超音波）

た，超音波検査のみで診断されるわけではなく，問診や内診による妊娠週数の推定，妊娠反応検査が重要であり，診断に苦慮する場合は腹腔鏡検査が行われる。

【症状】

腹痛，肛門圧迫感（出血がダグラス窩に貯留した場合），冷汗・蒼白・血圧低下・頻脈・頻呼吸（大量出血した場合），無月経・嘔吐（妊娠に伴う症状）

【高危険群】

性行為感染症

【超音波像】

1) 子宮内に胎嚢が描出されない（図39）。

正常妊娠の否定のため子宮内腔に胎嚢の低エコー像がないことを確認する。出血が子宮内腔に貯留した場合は偽胎嚢として描出されることがあるため注意が必要である。また，妊娠5週ころまでは胎嚢が描出されないことがあるため，妊娠週数を考慮して評価する必要がある。子宮内腔に胎嚢の低エコー像を認めても異所性妊娠との子宮内外同時妊娠の可能性があるが発生頻度は数万例に1例と非常に稀である。

2) 腹腔内出血による echo free space（図40）

妊卵が卵管粘膜の表面を破って卵管腔内に剥離し，血液とともに卵管采から腹腔内に流出するため，または卵管漿膜を破って直接腹腔内に破裂し出血することによる。出血直後は，均一もしくは微細点状エコーを伴う echo free space として描出される。経過により凝血塊を生じた場合は，不整形の充実様エコーとして描出されることがある。

3) 骨盤内腫瘤像（図41）

骨盤内に浮腫により腫大した卵管や破裂した卵管と凝血塊が，境界明瞭，輪郭不整な腫瘤像として描出される。経腟超音波検査では胎嚢や胎芽が描出できることがあるが，経腹壁超音波検査では稀である。

【参考】

腹腔内出血を疑う子宮周囲の echo free space は，異所性妊娠を疑うエコー所見であるが，卵巣出血（卵胞出血または黄体出血）の破綻や卵巣腫瘍の破裂による場合でも，腹腔内出血により echo free space を認め，凝血塊が腫瘤と鑑別困難なこともあるため注意が必要である（図42）。出血が少量で腹痛が強くなければ経過観察も可能であるが，出血が多い場合は手術となることもある[22]。異所性妊娠との鑑別は経腹壁超音波検査では困難な場合も多く，月経周期や妊娠反応検査が有用である。

第3章 生体検査パニック値(像)の運用指針－画像解析系

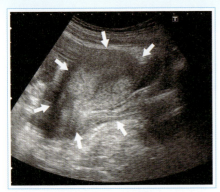

図39 正常妊娠の否定
子宮内腔に胎嚢がないことを確認する。子宮（矢印）

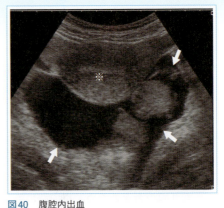

図40 腹腔内出血
胎嚢の剝離や卵管の破裂により子宮周囲にecho free space を認める（矢印）。内部には出血を示唆する微細点状エコーを認める。子宮短軸像（※）

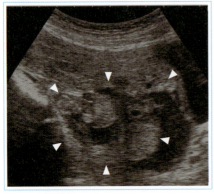

図41 骨盤内腫瘤像
浮腫した卵管や破裂した卵管が凝血と一塊となり、腫瘤像として描出される（矢頭）。

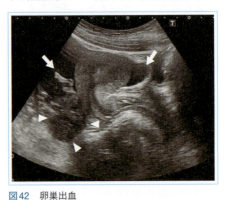

図42 卵巣出血
異所性妊娠以外でも、腹腔内出血によりecho free space を認め（矢印），凝血塊（矢頭）が腫瘤様に描出されることがある。

102

3. 腹部系（上腹部超音波　消化管超音波　泌尿器超音波　婦人科超音波）

②卵巣腫瘍茎捻転（Grade Ⅰ）

　卵巣腫瘍茎捻転は，卵巣腫瘍が支持組織（卵巣固有靭帯・骨盤漏斗靭帯）を軸として捻じれるものである[23]。茎捻転を起こしやすいのは5cm以上（平均10cm）の卵巣腫瘍で，良性腫瘍（最も多いのは成熟嚢胞性奇形腫49～61％）が95％，境界悪性腫瘍3％，悪性腫瘍2％と言われている[24]。生殖可能年齢に好発するが，15％は小児期に15％は閉経後に生じる。支持組織には動静脈が存在するため，捻転により静脈血流が遮断され動脈血が流入する場合はうっ血を生じ，腫瘤増大による皮膜，周囲組織の緊張のため，腫瘤側の圧痛，悪心・嘔吐などの腹膜刺激症状を呈する。診断の遅れが致命的になることは少ないが，治療は手術となる[24]ためGradeⅠとする。うっ血の持続により出血性梗塞に陥った場合は付属器摘出術が行われるが，早期に手術を行い捻転の解除で血流が戻る場合は，腫瘍摘出のみで正常卵巣部分を温存できることもあり，早期診断が重要である。しかし，梗塞のため脆弱となった腫瘍が破裂し出血による症状を呈する場合はGradeⅡとなる。

【症状】

　腹痛，悪心・嘔吐（腹膜刺激症状）

　破裂により出血した場合　冷汗・蒼白・血圧低下・頻脈・頻呼吸

【高危険群】

　卵巣腫瘍の存在，生殖可能年齢

【超音波像】

1）卵巣の腫瘤像（図43）

　茎捻転は5cm以上の卵巣腫瘍で起こしやすく，腫大した卵巣が描出される。成熟嚢胞性奇形腫が最も多く，毛髪成分を含み線状高エコーや辺縁の毛羽立つ線状エコーの集塊を認める場合（図44）や脂肪成分と液体成分を含みその境界に界面形成を認める場合（図45）は容易だが，脂肪成分が多くを占め均一な高エコーを示す場合（図46）は腸管との鑑別が困難な場合がある。また，うっ血による浮腫や出血によりエコー性状が変化した場合も診断が困難である。

2）渦巻き状の捻転像（図47）

　捻転した支持組織に対して垂直に探触子を置き，断面像を描出することで卵巣の支持組織が捻転し渦巻き状となったエコー像を認めれば，茎捻転が強く示唆される[22]。

3）卵巣の血流信号の減少（図47）

　上記②の渦巻き状の捻転した茎の部分にカラードプラ法にて渦巻きの形状に

沿った血流信号が描出され，卵巣に向かう途中で血流信号がなくなれば血流の減少が疑われる[22]。しかし，血流信号がなくてもカラードプラ法の血流信号検出感度以下で保たれていることは否定できないため血流の途絶については評価困難である。同様に血流信号を認めても捻転により静脈がうっ血している可能性があるため捻転を否定することはできない。

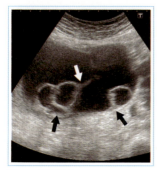

図43 卵巣腫瘍
茎捻転の原因となる卵巣腫瘍を認める。13cmの腫瘤内に隔壁を有し（矢印），隔壁の不整肥厚や内部に実質部分を認めない。手術による病理診断では粘液性嚢胞腺腫であった。

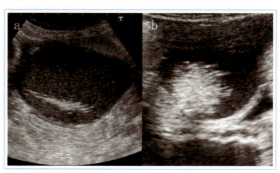

図44 成熟嚢胞性奇形腫
毛髪成分を含み線状高エコーを認める（a）。
毛髪成分が集塊となり辺縁の毛羽立つ線状エコーの集塊を認める（b）。

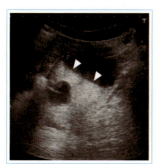

図45 成熟嚢胞性奇形腫
脂肪成分と液体成分を含み，その境界に界面形成（矢頭）を認める。

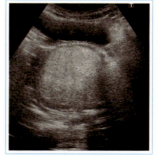

図46 成熟嚢胞性奇形腫
脂肪成分が大部分を占め，内部は均一な高エコーを示す。

3. 腹部系（上腹部超音波　消化管超音波　泌尿器超音波　婦人科超音波）

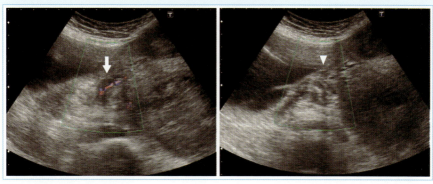

図47 卵巣の血流信号の減少
茎捻転の部分にカラードプラ法にて渦巻きの形状に沿って血流信号を認める（矢印）。さらに卵巣側では血流信号を認めず血流の減少が疑われる（矢頭）。

■ 参考文献

1) Lundberg GD. Lab Observer 9: 27-34, 1977
2) 急性腹症診療ガイドライン出版委員会．急性腹症診療ガイドライン2015：医学書院．2015．
3) 循環器病の診断と治療に関するガイドライン（2010年度合同研究班）．大動脈瘤・大動脈解離診療ガイドライン（2011年改訂版）：メディカ出版（電子版）2013．
4) 急性胆管炎・胆嚢炎診療ガイドライン改定出版委員会．急性胆管炎・胆嚢炎診療ガイドライン2013：医学図書出版社．2013．
5) 急性膵炎診療ガイドライン2015改定出版委員会編．急性膵炎診療ガイドライン2015（第4版）：金原出版．2015．
6) 日本外傷学会臓器損傷分類2008．有限責任中間法人日本外傷学会臓器損傷分類委員会．2008．
7) 日本消化器がん検診学会超音波検診委員会ガイドライン作成ワーキンググループほか．腹部超音波検診判定マニュアル：日本消化器がん検診学会雑誌．2014．p.24-7.
8) 堀川義文，ほか．急性腹症のCT：p.308．へるす出版．2004．
9) 益子邦洋，ほか．肝外傷：2005年度後期日本消化器外科学会教育集会
10) 日本超音波検査学会監修．腹部超音波テキスト：p.126．医歯薬出版
11) 萩原章嘉．鈍的肝損傷の肝実質超音波所見の分類：JJAAM．1993；4：619-30
12) 〆谷直人，ほか．災害医療と臨床検査：p.188．克誠堂出版
13) 堀川義文，ほか．急性腹症のCT：p.319．へるす出版．2004．
14) 川端　聡，田上展子，尾羽根範員，ほか．急性胆嚢炎における超音波像の継時的変化について：Jpn J Med Ultrasonics．2016．43（1）p.103-13．
15) 辻本文雄．腹部超音波テキスト：p.252．ベクトル・コア
16) 森田伸也，大家基嗣．水腎症：臨床泌尿器科．2015．Vol.69 No.4 p378_380．
17) 上原慎也．急性（単純性）腎盂腎炎：臨床泌尿器科．2015．Vol.69 No.4 p14_17．

第3章　生体検査パニック値（像）の運用指針－画像解析系

18) 上原慎也．複雑性腎盂腎炎：臨床泌尿器科．2015．Vol.69 No.4 p18_20．

19) 有馬公伸．腎膿瘍/腎周囲膿瘍：臨床泌尿器科．2017．Vol.71 No.4 p177_178．

20) 濵砂良一，西井久枝．腎周囲膿瘍：臨床泌尿器科．2015．Vol.69 No.4 p22_24．

21) 関口敦子．母体・胎児編　Ⅰ.超音波診断　A.妊娠初期4　子宮外妊娠：周産期医学．Vol.43 増刊号2013．p78-82

22) 坂田邦裕．腹痛を診る－非専門医に求められる初期診療　疾患各論　婦人科疾患．内科．2016．Vol.118 No4 p769-772

23) 酒井英明，野村香央里，菅生元康．産婦人科救急医療のABCシリーズ　卵巣腫瘍の急性病変：茎捻転，破裂．産科と婦人科．2002．5号(81)　p628-633

24) 平岩　幹，添田　周，藤森敬也．特集：急性腹症－その患者にはどんな処置が必要か？婦人科系疾患への救急対応をどう行うか．消化器の臨床．2016．Vol.19 No.5 p388-393

■ 付表（参考資料）

表1　中島分類（CT所見に基づく肝損傷分類）

CT-based Grading for Hepatic Injury	
Grade	Description of Injury
Ⅰ	被膜下血腫 裂傷または実質的血腫・損傷＜1cm（深さまたは最大径）
Ⅱ	裂傷または実質的血腫・損傷＞1cm（深さまたは最大径）
Ⅲ	被膜断裂を伴わない実質的もしくは被膜下の活動性出血，仮性動脈瘤および動静脈瘻門派，肝静脈ないしはIVC周囲に達する血腫・損傷
Ⅳ	被膜断裂部の実質的もしくは被膜下の活動性出血，仮性動脈瘤および動静脈瘻
Ⅴ	腹膜内へ注ぐ活動性出血 離断型損傷 門派または肝静脈一次分枝以内の損傷

※腹部USパニック像では中島分類のⅠ～ⅢをGradeⅡとし，Ⅳ，ⅤをGradeⅢとして扱う

3. 腹部系（上腹部超音波　消化管超音波　泌尿器超音波　婦人科超音波）

表2　日本外傷学会臓器損傷分類2008[6]における腎損傷分類

腎損傷分類Ⅰ型；腎被膜下損傷	腎被膜の連続性が保たれている
腎損傷分類Ⅰ型a；被膜下血腫	血液の被膜外への漏出がない被膜下血腫
腎損傷分類Ⅰ型b；実質内血腫	血液の被膜外への漏出がない実質内血腫
腎損傷分類Ⅱ型；表在性損傷	腎皮質に留まると思われる損傷があり，腎被膜の連続性が保たれていない場合（腎外への出血を認める場合）
腎損傷分類Ⅲ型；深在性損傷	損傷が腎実質の1/2以上の深さにおよぶ場合。おおむね腎髄質に達する場合
腎損傷分類Ⅲ型a；単純深在性損傷	離断，粉砕がない
腎損傷分類Ⅲ型b；複雑深在性損傷	離断，粉砕がある

【報告方法】

損傷の分類を記載し，次に部位を記載する，最後にAppendix（付属）を記載して報告する＊部位は右腎がrで左腎がlとして，次に上部（U），中部（M），下部（L）をとして記載

＊Appendix PV：腎茎部血管損傷（pedicle vessel）があるもの

H1：血腫の広がりがGerota筋膜内に留まるもの

H2：血腫の広がりが，Gerota筋膜を超えるもの

U1：尿漏がGerota筋膜内に留まるもの

U2：尿漏がGerota筋膜を超えるもの

※腹部USパニック像では腎損傷分類のⅠ型をGradeⅠ，Ⅱ型をGradeⅡ，Ⅲ型をGradeⅢとして扱う。

表3　超音波による水腎症の分類（SFU分類）[16]

Grade0	腎盂の拡張なし
Grage1	腎盂の拡張のみ，腎杯の拡張なし
Grade2	腎盂の拡張とともに，一部の腎杯の拡張あり
Grade3	すべての腎杯の拡張を認めるが，腎実質の菲薄化は認めない
Grade4	すべての腎杯の拡張とともに，腎実質の菲薄化を認める

※腹部USパニック像ではSFU分類に関係なく水腎症と判定すればすべてGradeⅠとして扱う。

107

第3章 生体検査パニック値（像）の運用指針－画像解析系

画像解析系　全体統括

脇　英彦
森ノ宮医療大学大学院

ワーキング委員

川端　聡
住友病院
超音波技術科

西川　徹
藤田保健衛生大学病院
臨床検査部

木下　博之
紀南病院
中央臨床検査部

沼田　えみ
大阪府済生会吹田病院
臨床検査科

山本　幸治
済生会松阪総合病院
検査課

関　康
市立池田病院
放射線科

浅野　幸宏
成田赤十字病院
検査部

オブザーバー

上田　真喜子
森ノ宮医療大学大学院

増山　理
兵庫医科大学大学院
循環器内科

羽生　大記
大阪市立大学大学院
生活科学部

岡庭　信司
飯田市立病院
消化器内科

光本　保英
済生会吹田病院
消化器内科

索　引

●英数字索引

2度房室ブロック……15
3秒以上の心静止……17

●A

ABCD……77
ABR……39,40
ABRモニタリング……47
ACS……59,60
ACSの合併症……60
Adams-Stokes発作……14
AMI……84
AP……51

●C

CEA……44,45
CI……84
CMI……84

●D

DIC……89

●E

echo free space……101

●F

F波消失所見……40

●G

GBS……40

●H

HFS……47

Horner症候群……70

●I

IOM……44,49
ISO15189……32

●L

LAD梗塞……60

●M

McConnel徴候……63
MCS……40
MEP……46
MEPモニタリング……45
MI……51
Mobitz Ⅱ型房室ブロック……15
MVD……47,48

●N

NCSE……33
NOMI……84,85
NSVT……11

●P

PSG検査……42
PSVT……17
PTAD……89

●Q

QRSの判別不可……9
QRS幅の狭い頻脈……8,9
QRS幅の広い頻脈……8,11
QT延長……9,22

109

●R

RCA梗塞……60

REM睡眠行動異常……43

RRT……78

●S

SCS……40

SEP……44

SEPモニタリング……44,45

SFU分類……107

SMAE……84

SMAT……84,85

SMBG……42

SMVT……84,85

spike on T……21

SpO_2……34,35,36,42,43

STA-MCAバイパス術……46

Stanford分類A型……58

STEMI……9,13

ST上昇……9,13

ST上昇型急性心筋梗塞……9,13,14

ST低下……9,19

SVT……11

●T

TAE……88

TdP……11,22

T波の増高……13

●V

VF……8,9

VT……8,9,11

VVR……51

●W

Wide QRS頻拍……12

●和文索引

●ア

アーチファクト……29,64

●イ

胃十二指腸穿孔……85

異常Q波……13

異所性妊娠……100

陰性T波……9,19,20

陰性U波……19,20

院内精度管理……31

●ウ

右室梗塞……61

右内頸動脈狭窄症……44

運動神経伝導検査……40

●エ

壊疽性胆囊炎……93,95

遠位胆管結石……92

●カ

下位神経症状……70

外部精度管理……31

過換気症候群……52,54

可動性プラーク……72,73,74

化膿性胆囊炎……93,95

感覚障害……40

感覚神経伝導検査……40

肝癌破裂……87

肝腫瘍……89,90

冠性T波……13

感染性肝囊胞……90

感染性心内膜炎……65

完全房室ブロック……16

肝臓疾患……87

肝損傷……88,89

間代性けいれん……34

●キ

偽腔開存型……82
偽腔開存型大動脈解離……83
偽腔閉塞型……82
気腫性胆嚢炎……93,94
偽性心室頻拍……11,12
脚ブロック……19
逆方向性房室回帰頻拍……12,13
急性冠症候群……59
急性腎盂腎炎……98,99
急性膵炎……95,96
急性巣状細菌性腎炎……99
急性大動脈解離……79,82
急性脱髄性炎症性多発神経炎……40
急性胆管炎……91
急性胆嚢炎……92
急性腸間膜虚血……84
急性肺血栓塞栓症……19
狭心症……51,52
胸部違和感……52
胸腹部大動脈瘤……46
極端値……27
虚血性心疾患……19
巨細胞性動脈炎……68
ギラン・バレー症候群……40
緊急所見……8,9
筋疾患……29

●ケ

頸動脈解離……67,68
頸動脈内膜剥離術……44
頸動脈瘤……68,70
経皮経肝膿瘍ドレナージ……89
頸部後縦靭帯骨化症……46
けいれん……43
血管迷走神経反射……51
血栓による急性閉塞……67
血栓による内頸動脈急性閉塞……70

欠神発作……33

●コ

交通外傷による肝損傷像……80
高度房室ブロック……16
コードブルー……9,52,77
骨盤内腫瘤像……101

●サ

最大呼出努力……54
左内頸動脈閉塞症……45
左腕放散痛……52
三叉神経痛……48
酸素欠乏性失神発作……51,53
酸素飽和度……43,54

●シ

視覚誘発電位……29
時間的分散……40,41
磁気生理学的手法……29
軸索変性……28
自己血糖装置……42
脂質コア……73
事象関連電位……29
自然気胸……53
重症急性膵炎……95
重症度と機能予後の推定……28
出血性肝嚢胞……90,91
術中神経モニタリング……44
腫瘍性病変……47
準緊急所見……8,9
消化管疾患……84
消化管穿孔……85
上室頻拍……12
上腸間膜静脈血栓……84
上腸間膜動脈血栓……84
上腸間膜動脈塞栓……84
小腸穿孔……79

腎膿瘍……94
心筋梗塞……51,52
心腔内血栓……61
神経伝導検査……28,40
人工弁機能不全……64
心室細動……8,9,10,11
心室収縮能低下……65
心室性期外収縮……23,43
心室性期外収縮の重症度分類……24
心室中隔穿孔……60
心室頻拍……8,10,11,43
心臓エコーパニック値（像）……58
心臓血管外科領域……46
腎臓疾患……97
腎損傷による血腫……81
腎損傷……97
心タンポナーデ……58,65
心嚢液……58
心房細動……18
心房粗動……18

●ス
水腎症……98,99
膵臓疾患……95
頭蓋外椎骨動脈解離……69
スパイロメトリー……50

●セ
整形外科領域……46
成熟嚢胞性奇形腫……104
正中神経F波消失……41
精度管理……31
脊髄前角疾患……29
舌咽神経痛……48
線維性被膜……73
喘息発作……54

●ソ
臓器損傷……78,80
総頸動脈の壁肥厚……72
臓器別腹部USパニック像一覧
　　……78
側頭動脈炎……72
側頭動脈の壁肥厚……72

●タ
体性感覚誘発電位……29
大腸虚血……84
大腸穿孔……85
大動脈解離……51,58
大動脈瘤解離……53
大動脈瘤破裂……51
大脳誘発電位……39
大脳誘発電位検査……29
高安動脈炎……68,71
多形性心室頻拍……11
たこつぼ心筋症……19,20
脱髄……28,40
脱力……40
胆汁性腹膜炎……93
胆道疾患……91
胆嚢穿孔……92
胆嚢内の出血性debris……81
胆嚢捻転症……93,94

●チ
致死性不整脈……51,53
注意すべき（要注意）プラーク……73
中枢性麻痺……29
虫垂穿孔……85
聴覚誘発電位……29
腸管虚血……84
超緊急所見……8,9
聴誘発反応……48
著明な徐脈……14

索引

著明な洞性徐脈……14,15

●ツ
椎骨動脈解離……69
椎骨動脈の壁肥厚……72

●テ
低血糖症状……41,42
テクニカルエラー……30
テント状T波……9,22,23

●ト
倒錯型心室頻拍……11
洞性徐脈……15
洞不全症候群……14
動脈炎……68,71
動脈血酸素飽和度……34,52
突発性間質性肺炎……52
トリクロリールシロップ……34
努力呼出……51

●ナ
内頚動脈血栓閉塞……70
中島分類……80,88,106

●ニ
日本外傷学会臓器損傷分類2008
　　……97,107
乳頭筋断裂……61
尿管結石……98

●ネ
ねぼけ……43

●ノ
脳炎……36
脳虚血発作……14
脳血管障害……51,53

脳波検査……28

●ハ
肺血栓栓塞症……62
バイタルサイン……77
バイタル値……26,27
背部痛……52
播種性血管内凝固症候群……89
パニック値（像）の報告体制……3
パニック値（像）の報告フローチャート
　　……4
パニック値報告……5,30
針筋電図……28,29

●ヒ
非けいれん性てんかん重積……33
非持続性心室頻拍……11
微小血管減圧……47
非閉塞性腸管虚血……84
びまん性肥厚像……71
病態鑑別……28
病変の分布状態……28
頻発する心室性期外収縮……9,23
頻脈性心房細動……18

●フ
不安定狭心症……19,20
腹部大動脈瘤破裂……78,81,82
腹部動脈疾患……81
婦人科疾患……100
不整脈……43
プラーク……68,73
フローボリューム曲線……53

●ヘ
平衡機能検査……42
閉塞性胆管炎……92
ペーシング不全……21

113

ペースメーカ心電図……21
ペースメーカ不全……9,21
辺縁系脳炎……37
弁座の離開……64

● ホ
報告フローチャート……4,50
法的脳死判定……28,40
発作性上室頻拍……17,18

● マ
マカロニサイン……71
末梢神経疾患……29
末梢神経障害の有無……28
慢性腸間膜虚血……84

● メ
めまい……42

● ヤ
夜驚……43

● ラ
卵巣腫瘍茎捻転……103
卵巣腫瘍……104
卵巣の血流信号の減少……105

● リ
臨床検査室認定……32

一発解決
パニック値(像)と遭遇したときの対処法

定価 本体2,000円 (税別)

平成30年1月31日 発 行

監 修 小宮山 恭弘 脇 英彦

編 集 生理検査パニック値(像)の運用指針ワーキンググループ

発行人 武田 正一郎

発行所 株式会社 じ ほ う

101-8421 東京都千代田区神田猿楽町1-5-15 (猿楽町SSビル)
電話 編集 03-3233-6361 販売 03-3233-6333
振替 00190-0-900481
<大阪支局>
541-0044 大阪市中央区伏見町2-1-1 (三井住友銀行高麗橋ビル)
電話 06-6231-7061

©2018 組版 (有)アロンデザイン 印刷 音羽印刷(株)
Printed in Japan

本書の複写にかかる複製，上映，譲渡，公衆送信（送信可能化を含む）の各権利は
株式会社じほうが管理の委託を受けています。

JCOPY <(社)出版者著作権管理機構 委託出版物>
本書の無断複製は著作権法上での例外を除き禁じられています。
複製される場合は，そのつど事前に，(社)出版者著作権管理機構（電話03-3513-6969，
FAX 03-3513-6979，e-mail：info@jcopy.or.jp）の許諾を得てください。

万一落丁，乱丁の場合は，お取替えいたします。
ISBN 978-4-8407-5059-2

在宅医療チーム のための 臨床検査

在宅医療での疾病や病態からみた臨床検査の使い方のポイントを解説するとともに、Q&Aや"心得"も掲載

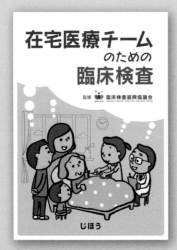

本書は、在宅医療における臨床検査、特に検体検査関連事項を中心に、在宅医療での疾病や病態から見た臨床検査の使い方などを解説しています。在宅医療は病院医療と異なった面をもち、また多職種の方が有機的な連携をとって提供されるものです。本書は在宅医療に関心のあるすべての方を対象としているとともに、在宅医療での臨床検査運用に求められる臨床検査技師等の資格要件の在り方などについても展望したものとなっています。

- 監修：臨床検査振興協議会
- 定価（本体2,000円+税） ● B5判 ● 88頁
- 2016年8月刊 ● ISBN：978-4-8407-4877-3

株式会社 じほう http://www.jiho.co.jp/
〒101-8421 東京都千代田区神田猿楽町1-5-15 猿楽町SSビル　TEL.03-3233-6333　FAX.0120-657-769
〒541-0044 大阪市中央区伏見町2-1-1 三井住友銀行高麗橋ビル　TEL.06-6231-7061　FAX.0120-189-015